在宅医の
アタマの
中が
見える！

在宅医の

在宅医療の道しるべ

著 横林賢一
ほーむけあクリニック院長
イラスト のん

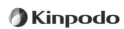

Kinpodo

はじめに

　この本を手に取ってくださり、心より感謝申し上げます。本書は在宅医療の世界に足を踏み入れたばかりの医師、ケアマネジャー、看護師、薬剤師など専門職の方々に向けて書いています。「在宅医のアタマの中」を通じて、在宅医療の現場で必要な知識、考え方、さらには実際の対応方法について理解を深めていただくことが、本書の主な目的です。

　私は、日本在宅医学会（当時）のフォーマルなトレーニングを初めて受けて在宅医療専門医になった世代の一人です。これまでの経験と学びを皆様と共有することが、在宅医療を支えてきた先人への恩返しとなり、同時に在宅医療の発展と患者さんの笑顔につながると信じ、本書を執筆しました。

　在宅医療に関する書籍は数多く存在しますが、その多くは詳細で読破に時間を要するため、必要時に参照するという利用法が一般的です。本書は在宅医療の概要を簡潔に理解していただくために、寝転んで気軽に読めるスタイルを心がけました。

　本書の第 1 章では、患者さん宅での死亡診断の方法、予後予測、訪問診療時に重視すべきポイント、そして患者さんからの余命に関する質問への適切な対応方法など、実務に役立つ情報をお届けします。第 2 章では、在宅医療の現場でよく議論されるトピックスに着目し、点滴の必要性、最期の瞬間に立ち会うべきか、ACP（人生会議）のタイミングなどを、読者の皆さまと共に探求します。第 3 章では、疼痛コントロール、ポリファーマシーへの対応、意思決定支援など、在宅医療専門医に求められる能力に焦点を当て、当院の在宅フェローの学びの記録（ポートフォリオ）に、私の

見解を交えて考察します。

　本書に掲載されているイラストは、久保田希先生（通称：のんちゃん）が手がけています。彼女は、私が広島大学医学部で教鞭を執っていた頃の学生で、一緒に「Jaro カフェ」というコミュニティカフェを立ち上げた仲間でもあります。現在は家庭医・在宅医として活躍しており、私たちのクリニックでもその才能を発揮してくれました。彼女の描くイラストはユーモアと温かさに溢れ、読者を魅了する力があります。素敵なイラストが、本書の理解を助け、読む楽しみを一層増すことでしょう。

　この本が、皆様の在宅医療に対する理解を深める一助となり、また心の中に温かい光を灯す一冊となれば幸いです。

2024 年 5 月
横林賢一

目次 contents

第1章 在宅医療ことはじめ 1
（実務に役立つ情報）

第2章 在宅医療ならではのトピック
（在宅医療の現場でよく議論されること） 41

第3章 在宅医療専門医に求められる能力 83
（在宅フェローの学びの記録から）

第 1 章

在宅医療ことはじめ
（実務に役立つ情報）

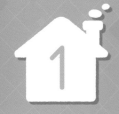

1 訪問診療と往診の違い

　在宅医療は「訪問診療」と「往診」で構成されています。訪問診療と往診は、患者さんの居場所に医師が直接訪れる医療サービスという共通点がありますが、実際には目的や提供されるサービスの内容に違いがあります。以前はこれらを区別せずに「往診」と呼ばれていましたが、高齢化社会の進展、在宅での終末期ケアへのニーズの高まりなどに伴い、2000 年頃から訪問診療と往診を区別するようになりました。

　訪問診療と往診の大きな違いは、診療が「計画的」か否かです。**訪問診療は、通院が困難な患者さんに対して、医師が定期的に訪問し、計画的な医学管理の下で診療を行う診療**です。これに対して、**往診は急変などの突発的な事態に応じ、患者さんやご家族からの要請を受けて行われる診療**を指します。訪問診療の目的は、状態の把握や起こりうることへの事前対応、および患者さんやご家族の相談にのることであり、往診の目的は緊急時の臨時対応です。訪問診療の回数は月に 1 ～ 4 回程度が目安で多くの場合月 2 回です。訪問診療の回数は原則週 3 回までと決められていますが、往診には回数の定めはありません。

　在宅時医学総合管理料、通称「在医総管」は、在宅医療の診療報酬点数の中で特に重要な項目です。これは、患者さんの同意を得て、計画的な医学管理の下に定期的な訪問診療を行っている場合に、所定点数を月 1 回算定するものです。訪問診療料や往診料だけでは医療機関の経営を支えるには不十分なため、在医総管による報酬は医療機関にとって経営の柱となります。

　在宅医療を提供するためには、月 1 回以上の訪問診療を行い、必要に応じて往診を実施することが求められます。医療機関は、訪問診療料、往診

料、在医総管を算定します。この大枠を把握し、実践することが在宅医療の基盤となります。しかし、これだけでは十分ではありません。患者さんが金銭的、医療サービス的に不利にならないよう、また、医療機関が経営的に存続できるよう、在宅医療制度や報酬算定について深く理解することが重要です。

在宅医療報酬の算定について学ぶには、まず『たんぽぽ先生から学ぶ 在宅医療報酬算定 ビギナーズ』（南山堂）を3回通読することをお勧めします。この書籍を通じて、在宅医療の報酬システムの基本を理解することができます。制度や算定に疑問が生じた際には、『たんぽぽ先生の在宅報酬算定マニュアル』（日経BP）を参照したり、行政機関に直接電話して確認したりすることも大切です。

在宅医療提供者が適切な報酬算定の知識と、在宅医療制度に対する深い理解を持つことで、患者さんが自宅で穏やかな日々を送ることが可能になります。

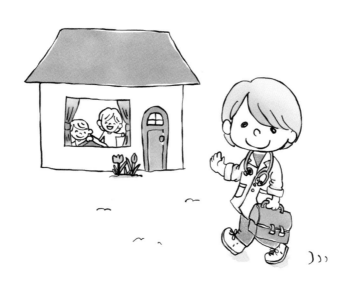

2 在宅医療の開業のスタイル：1人医師、複数医師、外来と併設、在宅専門

　私はこれまで、複数の家庭医・在宅医がいるグループ診療の環境でのみ在宅医療を経験してきました。1人で24時間365日対応することは私には無理だと考えていたため、ほーむけあクリニックを開設する際も、3人の医師でスタートしました。

　現在は、内科系常勤医5人と皮膚科常勤医1人で診療しており、5人で待機当番（患者さんの急変時に対応するオンコール当番）を分担しています。

　例えば、月曜日はA先生、火曜日はB先生、といった具合です。土日は1セットで順番に担当しています。月に1/5は待機当番ですが、残りの4/5は自由な時間を過ごしています。学会参加や夏休みなどの際にはお互いに交代し、休暇を取ることができます。経営や診療のストレスで体調を崩した際には、同僚医師が1か月もの間当番を代わってくれ、大変助かりました。

　在宅医療を開始する状況によって、対応可能な患者さんの病態は変わってくると思います。当院は以下の②に該当します。

①1人医師で外来と訪問診療を行う場合	脳梗塞後遺症など安定しており、急変リスクが低い患者や、外来から訪問診療に移行する患者
②複数医師で外来と訪問診療を行う場合	癌の末期など急変リスクが高い患者や、外来から訪問診療に移行する患者
③1人または複数医師で在宅専門の訪問診療を行う場合	癌の末期など急変リスクが高い患者

在宅医療は、どれだけ臨時対応できるか、が大切になります。

①の場合、外来中は臨時往診ができませんので、患者さんにはあらかじめ緊急対応には時間がかかることを理解してもらう必要があります。

②や③であれば、緊急対応を行いやすくなりますが、③で1人医師の場合は、24時間365日1人で対応することになるので、かなり大変です。経営的な面もあり最初からは難しいと思いますが、月に数日でも夜間休日対応をしてくれる知人医師や業者を確保しておくとよいでしょう。

いずれの場合においても、医師以外の力も借りて臨時対応できる体制を整えておくことが大切です。患者さんから往診依頼があってもすぐに対応できない場合は、定期訪問時に同行している看護師にまず様子を見にいってもらいましょう。こうすることでファーストタッチが早くなり、状態の報告を受け採血や点滴などを先に実施しておくことも可能になります。

連携している訪問看護師にも同様の初期対応を依頼するとよいでしょう。夜間休日にも対応が可能な24時間対応の訪問看護ステーションとの連携をお勧めします。

コラム ｜ 初回訪問はいつ行うべきか

病院に入院中の患者さんが在宅療養に移行する際、できる限り退院日に訪問することが重要です。理由は、患者さんや家族は在宅療養に不安を感じていること、退院後1週間以内の再入院率が高いことが挙げられます。退院日の医師訪問により、何かあったら相談できるという安心感を患者さんに持ってもらうことができます。また退院日に訪問しておくと患者さんは病院ではなく在宅医に相談しやすくなるため、有事の迅速な対応が可能になります。これにより、再入院を避けて自宅療養を継続しやすくなります。退院前カンファの際に、在宅医が訪問できる日を退院日に設定しておくとスムーズな移行につながります。

（横林賢一）

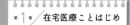

ソロ開業でも すべての臨時往診依頼に 対応しないといけないのか

在宅医療において、定期的な訪問診療は大切ですが、必要時に臨時往診することも極めて重要です。1人で外来も在宅も診るソロ開業スタイルの場合、臨時往診依頼にどこまで対応すればよいでしょうか。

ちょうどこの原稿を書いているとき、北西史直先生（トータルファミリーケア北西医院・静岡県富士市）がSNSで興味深い投稿をされていましたので、許可を得てここで共有します。ソロ開業医の在宅医療サバイバル術ではありますが、グループ診療でも大切な内容だと思います。

◆ ソロ開業医の在宅医療サバイバル術①

「休日に呼び出されるかもとモヤモヤするくらいなら、最初から訪問しよう」

急変しそうなど状態が気になる患者さんがいたら、土曜日午後か日曜日の朝などに訪問する。こうすることで、その後連絡があっても電話対応で済むことが多い。能動的な行動はストレスを減らし、自身の安心にもつながる。

◆ ソロ開業医の在宅医療サバイバル術②

「必要なら救急車を呼ぶことをためらわない」

時に「往診もせず、すぐ救急車を呼ぶ」と批判されることもあるが、電話対応時に緊急対応や入院が必要と判断したら救急車の手配は正当だ。病院の先生に助けてもらおう。ただし、搬送先の確保と情報提供書作成は最低限の責任である。待合室には他の患者さんも待っているから、多職種の

協力を得るのも一つの方法である。

◆ ソロ開業医の在宅医療サバイバル術③

「往診にこだわらず、外来に呼ぼう」

実際、多くの訪問診療対象者はデイサービスなどで定期的に「外出」している。外来が終わった後に往診することも可能だが、外来に来てもらうのも大切な選択肢である。医師が慣れた外来で診察できるうえ、多職種や医療機器も整っている。患者さんの移動は大変だが、ご家族にとっては自宅で往診を待つより行動するほうが気が楽かもしれない。

◆ ソロ開業医の在宅医療サバイバル術④

「居宅には頓服薬を配置する」

あらかじめ病状の進行を先回りし「置き薬」（コンフォートセットというらしい）を用意しておけば、電話対応のみで済むことが多い。

◆ ソロ開業医の在宅医療サバイバル術⑤

「自院プライマリ・ケア看護師を分身とする」

ソロ開業医の体は一つ。外来診療時間内での在宅患者さんからの電話に、「はい往診します」というわけにはいかない。自院の看護師に電話対応や訪問をお願いしよう。訪問先でのオンライン診療も容易になる。ただこれが機能するには日ごろからの往診同行、情報共有が重要になる。

◆ 北西先生からのメッセージ

ソロ開業医の患者家族—医師（医療者）の関係は強固である。お互いを思いやる関係になっていることを信じて、**24 時間 365 日に "びびらず"のぞんでいただきたい**と思う。

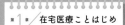
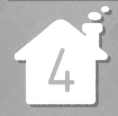

スタッフの集め方

　クリニックの運営で一番頭を悩ませるのが「人」問題です。人間関係のもつれ→退職→新たなスタッフを探す、というループに陥ると、本当につらくなります。いろいろなクリニックや事業所の経営者・管理者・事務長との意見交換を通じ、ほぼすべての組織がこの人問題で苦労していることがわかりました。

　当院は有床診療所として在宅、入院、外来診療を行っています。立ち上げ時、100名以上の面接を実施し、素晴らしいメンバーでスタートできました。「1年経ったら診療所のスタッフはほぼ全員入れ替わる」と言われます。当院は1年経っても誰も辞めていなかったので、当院は特別なんだ！と喜んでいました。

　が、1年を少し過ぎた頃に1人辞めると、次々と退職していき、2年目が終わる頃には、多くのスタッフが入れ替わってしまいました。「ここで働けることになって良かったです」、「良い人たちに囲まれてとても働きやすいです」という声を聞いていただけに、それはもうショックで、かなり落ち込みました。診療は回さないと倒産しますので、頑張って人集めをするのですが、なかなか見つかりません。紹介会社を利用することもありましたが、その手数料が年収の2〜3割にも上るため、開院2年目のクリニックには負担が大きかったです。

　管理者としての運営、医師としての業務をこなす中での人材確保は、非常に困難でした。プレイングマネージャーがこんなに大変だったとは！

　退職した方の声を聞くと、給与・多忙・人間関係などの問題が挙げられました。幹部で話し合い、「辞めていく人は遅かれ早かれ辞めるので、思い

は受け止め働き方を改善しつつも、迎合するのはやめよう。当院の**理念**（近隣にお住まいの方々が住み慣れた家で笑顔で過ごせるよう、健康面からサポートする）**を大切にした医療を続けよう**」という方向性で一致しました。

　また、**面接の問い合わせがあった場合は、必ず見学をしてもらうこと**にしました。そのうえで面接を行い、**理念や働き方のベクトルがお互い一致した場合のみ採用**にしました。こうすることで退職者が減少し、スタッフの定着率が向上しました。

　「スタッフの集め方」という題目に戻りますが、大きく分けて、①人つながり、②一般募集、の2つの方法があります。

　①人つながりでは、〈スタッフからの紹介〉、〈かかりつけ患者さんからの応募〉、〈誠実な医療の実践を通じた応募〉があります。

　〈スタッフからの紹介〉では、**スタッフが一緒に働きたいと思う友人の面接を行い、採用後一定期間経過すれば、紹介者と入職者双方に謝礼を提供**しています。開院3年目以降、理念や働き方に一致する人材がほとんどで、推薦される人材も同様の価値観を持っており、定着しやすくなりました。

　〈かかりつけ患者さんからの応募〉についてですが、現在のスタッフ48人のスタッフのうち7人がかかりつけ患者さんなのです。**当院のファンであり近隣に住んでいることから定着しやすく**なります。ホームページだけでなく、院内の掲示板やトイレなどに現在どの職種を募集しているか掲示するようにしています。

　〈誠実な医療の実践を通じた応募〉で入職してくれた方も複数いらっしゃいます。ある病院で退院前カンファを行った際に「患者さんやご家族の生活を大切にしたクリニックだな。ここで働いてみたいな」と思ってくれた作業療法士、在宅患者さんとの連携で良い印象をもってくれた看護師などが応募してくれました。

②一般募集では当初はハローワークのみを使っていましたがなかなか応募がありませんでした。現職のスタッフから「転職を考えている人は、ハローワークには行きにくい。誰かに見られると退職を考えているとバレてしまうから。仕事から帰って、採用サイトなどで情報を得て応募している」と聞き、**ホームページの充実に加え、ジョブメドレーや Indeed など も利用**するようになりました。

　人つながりのご縁や一般募集の工夫により人が集まるようになり、高額な仲介手数料を必要とする紹介会社に依頼することはなくなりました。

コラム │ 紹介会社

　紹介会社は利用者が希望する条件に合う医療機関とマッチングしてくれるため、（仲介手数料が高額であることを除けば）貴重なシステムだと思います。ただ、候補者を面接しただけではどんな人か正直わかりません。開院2年目の時、ある紹介会社を通じて面接した看護師の例は印象深いです。看護経験が少ないのが気になるものの、明るく感じも良くて、看護観もしっかりしていたので幹部で話し合い採用を決めました。最初のうちは良かったのですが、入職して1か月すると遅刻・欠勤が増え、出勤しても休憩中に営業の電話（夜の店の副業をしていたようです）をするなど、不適切な態度が目立つようになりました。そして、仲介手数料の返金義務がなくなる3か月と1日経った日に、辞表を提出してきました。紹介会社にクレームを入れましたが、「契約通りです」の一点張り。噂には聞いていましたが、こんなことって本当にあるのですね。当院の理念に合わない人でしたので辞めてもらってよかったのですが、高い授業料になりました。

（横林賢一）

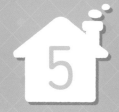

在宅医療って儲かるの？

　在宅医療は儲かるという話を耳にしたことがある方もいらっしゃると思います。これから在宅専門クリニックを開業しようと考えている先生にとって、持続的に地域に貢献するためにも、お金のことは大切です。実際、どうなのでしょうか。

　在宅医療の診療報酬は医療機関の規模・基準によって異なります。当院のような機能強化型在宅療養支援診療所（病床あり）の場合、月 2 回患者さんの訪問診療を行うと、1 か月あたり 64,000 〜 72,000 円の売上になります（病状により異なる）。つまり、1 回の訪問で 32,000 〜 36,000 円の売上になります。1 人での開業で在宅療養支援診療所の場合でしたら、1 か月あたり 56,000 〜 64,000 円、1 回の訪問あたり 28,000 〜 32,000 円の売上になります。

　在宅酸素療法や中心静脈栄養を行っていると加算がつきます。1 人開業の場合、比較的安定した方を中心にゆったりペース（1 日 7 人）で週 5 回（月 20 回）訪問すると、3 万 × 7 人 × 20 日 ＝ 420 万 / 月の売上になります。医療依存度の高い方を中心に精力的に（1 日 10 人）に週 5 回訪問したとすると、4 万 × 10 人 × 20 日 ＝ 800 万 / 月の売上です。

　外来のみの開業での売上を計算してみます。一般内科外来で院外処方の場合、1 人あたりの平均売上は 5,000 円、1 日あたりの平均外来患者数は 40 人という調査結果に基づくと、5,000 円 × 40 人 × 22 日（平日 5 日 ＋ 土曜半日）＝ 440 万 / 月の売上になります。1 日 60 人見ると、660 万 / 月です。

上記をまとめると、1人で在宅専門診療所を開業した場合は1か月あたり420〜800万、1人で一般内科外来のみを行う診療所を開業した場合は440〜660万の売上になります。外来をメインに行う診療所だと、より広い場所が必要になるため賃料が高くなり、X線やエコーなどの医療機器のコストがかかり、事務や看護師などスタッフ数も多くなるため人件費が高くつきます。したがって、**外来に比べると、売上が多く固定費が少ない在宅医療は儲かる**、と言えるでしょう。

　外来、入院、在宅診療を行う有床診療所ではどうでしょうか。当院の売上比率を計算してみたところ、外来：入院：在宅＝1：1：2でした。例えば年間の売上が4億円としたら、外来1億円、入院1億円、在宅2億円になります。**人件費率（売上に対する人件費の割合）は外来や在宅に比べ入院が高くなる**傾向があります。入院診療の人件費率が高いのは夜勤が必要なためですが、**入院診療があることでより質の高い在宅診療が可能になり、患者さんやご家族の安心や笑顔につながっている**と私たちは実感しています。一方、**在宅専門クリニックでは固定費が低いため、人件費率や利益率が高い**傾向にあります。

　上記の諸々から考えて、在宅医療は儲かる（利益率が高い）と言えそうです。ただ、外来のみの場合と違い、夜間や休日も対応が必要になります。生活していくためにも組織として存続させるためにもお金は大切ですが、**「何をしたいのか」を一番に考えて勤務形態を決める**のがよいと思います。

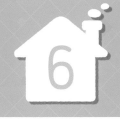

6 在宅医療専門医の資格はとったほうがよいの？

　在宅医療領域の専門医として、日本在宅医療連合学会によって認定される「在宅医療認定専門医」（以下、在宅医療専門医）が存在します。この専門医試験を受けるためには、5年以上の医師経験と1年以上の在宅医療研修プログラムの修了が必要です。ただし、5年以上の在宅医療経験を持ち、学会が認める場合は研修を免除され、試験受験資格を得ることができます。試験は、書類審査の一次審査と、臨床問題を含む多肢選択式問題（MCQ）およびポートフォリオ面接（ポートフォリオのプレゼンテーションと質疑応答）で構成される二次審査があります。これらに合格すると在宅医療専門医になれます。

　在宅医療の経験が少ない医師は、この資格を取得することをお勧めします。在宅医療研修プログラムを通じて、**先駆者たちが積み上げてきた知識や経験を効率的に学べます**。このプログラムでは特に、**ポートフォリオの作成やその過程での指導医との振り返りが非常に有用**です。ポートフォリオと振り返りについては第3章で詳述します。

　在宅医療専門医の資格取得には、3施設以上での他施設交流研修が義務付けられています。他施設での学びを通じ、**自施設の強みや改善点が見え、研修医とプログラムの質が向上**します。また、**新たな人脈が築けるのも大きな利点**です。私自身、他施設交流研修を通じて出会った小西太先生の支援により、ほーむけあクリニックを開設することができました。専門医資格の更新時にも2施設での研修が必要で、最近では「たんぽぽクリニック（愛媛）」と「つばさクリニック（岡山）」で研修し、たくさんの気づきと学びを得ました。また、クリニックの質を上げるためには、自分1人だけでなくスタッフと共に他施設を見学したり、他施設の見学を受け入れたりすることが効果的です。

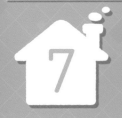

訪問診療開始となる 2 つのパターン

訪問診療は通常、以下の 2 つのパターンで開始されます。

①外来で定期的に通院していた患者さんが通院困難になり、訪問診療
　へ移行
②総合病院やケアマネジャーなどからの紹介で、訪問診療を開始

①の場合、かかりつけの患者さんを最期まで診ることになります。医師には患者さんやご家族との長い歴史があり、親しみや信頼が深い関係性と言えるでしょう。外来の場合、担当医と合わないと感じたら、黙って他の医療機関に鞍替えすることもできます。したがって、継続して外来通院している≒主治医を信頼していることになりますので、かかりつけの患者さんは在宅医療へスムーズに移行できます。

②は、病院の地域連携室やケアマネジャーなどからの紹介で、外来を経ず訪問診療に移行します。この場合、患者さん側から「すみません、医師と合わないので代えてください」とは言いにくいでしょう。だからこそ、私たち在宅医は、訪問初日に信頼してもらう必要があるのです。では、どうすれば「この先生に最期まで関わってもらいたい」と思ってもらえるのでしょうか。**訪問診療初回に患者さんの心をギュッとつかむためには、話をしっかり聞く、疑問点を尋ね誠実に答える、聴診・触診など丁寧な診察をする、の 3 つが大切**です。この 3 つのポイントは、外来の初診患者さんにも有用です。

①と②の中間として「近い将来の訪問診療を見越して他院などから紹介

され、まずは外来診療→通院困難になり訪問診療」というパターンもあります。

　外来を主体としたクリニックでは①が多く、在宅専門クリニックでは②が一般的です。

　①の場合、通院が困難になり家族の付き添いが必要になった時点で、訪問診療も可能であることを患者さんに情報提供しましょう。

　②の患者さんが増えない場合、病院の医師に在宅医療という選択肢がそもそもないことも少なからずあります。病院で在宅医療についての話し合いの場をセットアップする、紹介いただいた際はその転帰を必ず報告するなど、病院の医師に在宅医療の有用性を認識してもらう活動も重要です。また、病院の地域連携室、居宅療養介護支援事業所、訪問看護ステーションに挨拶回りを行い、顔の見える関係性を構築しておくのも大切です。

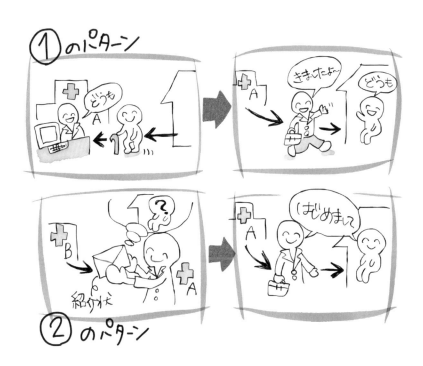

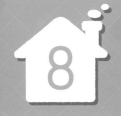

8 定期訪問診療は ドリフのいい湯だな

　急性期病院で初期研修を行っていたこともあり、医師になって3年間は
訪問診療をしたことがありませんでした。

　医師4年目のときに初めて先輩医師の訪問診療に同行しました。

　「こんにちはー。血圧測りますねー。変わりないですかー。じゃあ、い
つもの薬出しておきます。ではまた」で終わり。

　「え、終わりなの？　5分も経っていないけど」と感じたのを今でもよく
覚えています。

　その先輩医師は「具合が悪いときに対応するのが大切なので、普段はこ
れで十分」と説明してくれました。

　しばらくして、1人で訪問診療をするようになりました。

　気づいたら、私も「こんにちは訪問」をしていました。

　脳梗塞後遺症やパーキンソン病など、症状が安定している患者さんの場
合、実際にやるべきことは少ないです。挨拶して、血圧を測って、処方し
て、終わり。先輩医師が話していたように、患者さんやご家族は「何か
あったときに診てもらえる」ことを求めているので、定期的な訪問診療
は、こんにちは訪問でもよいとは思います。

　一方で、在宅医療は予測する医療でもあるため、患者さんの状態を評価
し、今後何が起こるのか予測しておくことも大切です。

　ここでオススメなのが、ドリフターズの「いい湯だな」の合いの手です。

　ババンババンバンバン♪の歌で加藤茶さんが「宿題やったか？　歯を磨
けよ！　うがいやったか？」などを聞くように、私たちは、**五快（快眠、
快食、快便、快動、快重）**について尋ねてみましょう。「眠れています

か？」、「食事はどうですか？」、「便は出ていますか？」、「いつも通り動け
ていますか？」、「体重に変化はありますか？」と聞いてみるのです。

　医師が単に「変わりないですか？」と尋ねても、実際には五快の変化が
あるのに、患者さんやご家族はしばしば「変わりないです」と答えます。
　これは、「こんなこと聞いてもいいのかな」と考えていたり、医師に相談
すべき問題として認識していなかったりするためです。
　眠れていない、食事量が減っている、便秘でつらい、動きが悪くなっ
た、体重が減ってきた、などを確認することは、病態を把握し先手を打つ
ためにも、介護負担を軽減するためにも重要です。
　こんにちは訪問の際は、ぜひこの五快につき積極的に尋ねてみてください。

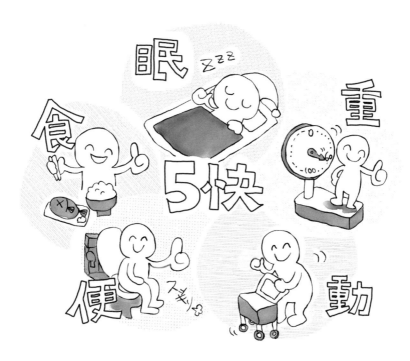

子どもとすごして気付いたこと

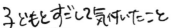

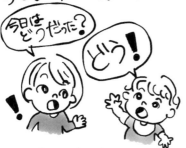

1～2才頃 だったか…
仕事から帰って今日の様子を
尋ねると「どうだった？」に
「どう!!」と返ってくるのだ

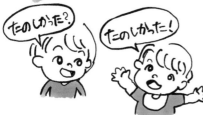

たのしかった？と聞けば
たのしかった！とは言うけど…

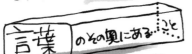

ただ 音をなぞってるだけかも…
そう考えると どう尋ねればいいのか…

言葉 のその奥にある…こと
とは？それを引きだす問いとは？

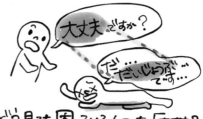

どう見ても困っている人でも「大丈夫？」
と尋ねるとつい「大丈夫」と言うこともある

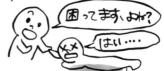

時には 断定的に聞くことも
必要 かもしれない

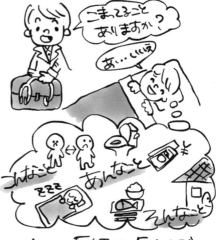

とくに医師は「どこまで
話していいやら…」と膨大な
心の内を ひきだすために
細やかな問いを
用意する必要がありそう…

18

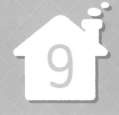

9 患者さんのお家で探すもの ～在宅医療の CGA ～

　落ち着いている患者さんの診療では五快について確認するのがよいと書きました（第1章8「定期訪問診療はドリフのいい湯だな」／→P.16）。ここでは、初回の訪問診療や2回目以降の訪問診療で確認することを、もう少し踏み込んで解説します。

　高齢者診療の質を上げるため、CGA（Comprehensive Geriatric Assessmen：高齢者総合機能評価）というツールがあります。
　この CGA を医療現場で使いやすいよう、初回診療用の Start-up CGA（s-CGA）（表1）、2回目以降診療用の Modified CGA（m-CGA）（表2）として、佐藤健太先生（北海道勤医協札幌病院）と一緒に開発しました。

表1　Start-up CGA（s-CGA）

S-Support	公的・非公的サポート
C-Cognition	認知機能
G-Geriatric giants	うつ・尿失禁・転倒
A-ADL	ADL、IADL、AADL

表2　Modified CGA（m-CGA）

M-Medication	内服状況・多剤内服
C-Care the caregiver	介護者のケア
G-Geriatric vitals	五快
A-Analgesia	緩和ケア

　s-CGA の S（サポート）は、公的サポートとしての要介護度や利用サービ

ス内容、非公的サポートとしての家族や友人の関わりを確認します。C（認知機能）では、短期記憶障害やBPSDについて確認します。GのGeriatric giantsは直訳すると「高齢者医療の巨人」で、「忘れてはいけない重要な症状」として巨人と名付けられています。このGeriatric giantsには認知機能低下、抑うつ、失禁、転倒が含まれます（認知機能低下はこの中でも大きなウエイトを占めるのでCとして独立させました）。ADL（日常生活動作）は、普段の生活の中で行っている行為や行動のことです。DEATH（できないと命に関わる）のゴロで覚えましょう（ 表3 ）。

IADL（手段的日常生活動作）は、ADLをもとにした社会生活上の複雑な動作を指します。IADLはSHAFT（社会生活の軸になる）で覚えます（ 表4 ）。AADLはadvanced ADLのことで、趣味や生きがい、仕事など指します。「その人にとっての普通の暮らしをサポートする」のが在宅医の重要な仕事の一つですので（第2章1「『自分らしさ』とか『寄り添う』とか」／→ P.42）、ADL、IADL、AADLは必ず確認するようにしましょう。

表3 **ADL**	
D − Dressing	着る
E − Eating	食べる
A − Ambulating	歩く
T − Toileting	トイレ
H − Hygiene	衛生（入浴）

表4 **IADL**	
S − Shopping	買い物
H − Housekeeping	掃除
A − Accounting	お金の管理
F − Food preparation	調理
T − Transport	乗り物に乗れる

m-CGAのMは薬のことで、きちんと服薬できているか、飲みやすい形状か、減らせる薬はないか、などにつき確認します（第3章5「高齢者のポリファーマシー：薬は足し算より引き算」／→ P.96）。

CのCare the caregiverもとても大切です。介護者の7割は被介護者（患者さん）のことを殺そうと思ったことがあるという調査結果もあります。**介護者は常に疲れ切っていますので、患者さんだけでなく介護者も常にケアす**

るようにしましょう。

　患者さんの前では話しにくいことも多いので、別室で話をしたり診療所に来てもらって話をしたりするとよいでしょう。「**在宅医療を継続するには、介護者がいかに手を抜けるかが大切です**」と介護者に伝え、**どうすれば介護負担が減るか一緒に考えましょう**。Geriatric vitals の五快は前述の通りです（第1章8「定期訪問診療はドリフのいい湯だな」／→P.16）。Analgesia は鎮痛という意味です。身体的な痛み（第3章4「疼痛管理：疼痛コントロールの大まかな考え方」／→P.94）、社会的な痛み、精神的な痛み、スピリチュアルペイン（第2章1「『自分らしさ』とか『寄り添う』とか」／→P.42）の緩和に努めましょう。

　これらのツールは在宅診療のみならず、外来診療でも有用ですので、ぜひ使ってみてください。さて、CGA は高齢者総合機能評価ですが、s-CGA や m-CGA では評価できないことがあります。それは、その方の「生き様」です。**生き様を知るため、私は訪問診療のとき、患者さんのご自宅であるものを探します。それは、写真です。あるいは、作品や表彰状です。**

　若かりし頃の写真を見て、何をしていたときの写真か尋ねると、恥ずかしがりながらも嬉しそうに、楽しかった日々のこと、家族や仕事のことなど、いろいろなことを教えてくれます。患者さんが作成した絵画や壺、展示されている表彰状についても尋ねてみましょう。私たちがご高齢の患者さんの診療をするとき、（そんなことはあり得ないのですが）生まれてからずっと「80代のおばあちゃん」という錯覚の中で関わりがちになってしまいます。当然ながら高齢の患者さんにも若い頃があり、輝かしい過去や大変だった出来事などの歴史があったわけです。

　写真を患者さんとご家族、在宅医が一緒に見ながら、患者さんの歴史に耳を傾けることで、その方の生き様を垣間見ることができます。在宅医療の現場ならではの CGA ですね。

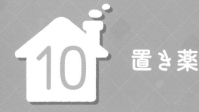

10 置き薬

置き薬をどうするか。

このテーマはグレーなので書きにくいのですが、患者さん宅に置いておく緊急時の置き薬は、在宅現場、特に終末期ではとても重要な役割を担うので取り上げることにしました。

在宅医療は予測する医療ですので、患者さんの苦痛症状を予測しておくのは非常に重要です。癌などの終末期には疼痛、倦怠感、食欲不振、移動困難、せん妄、便秘・下痢、嘔気・嘔吐、呼吸困難、発熱、胸水・腹水など、様々な症状が出現します（第3章3「悪性腫瘍の症状管理：コントロールしやすい症状、難しい症状」／→P.91、第3章4「疼痛管理：疼痛コントロールの大まかな考え方」／→P.94）。

これらの苦痛症状の出現が予測されたら、早めに処方しておきましょう。最期の数日は内服が困難になることも多いので、坐薬で処方します。私が比較的よく処方するのは、疼痛・呼吸困難：アンペック®坐薬、せん妄・身の置きどころのない倦怠感・不眠：ダイアップ®坐薬です。不要な点滴さえしていなければ、患者さん自身が苦痛緩和するので（脱水、多臓器不全、電解質異常などによる意識障害）、これらの対応で概ね落ち着きます。難しい場合は、モルヒネやドルミカム®の持続皮下注による症状緩和を行っています。

定期的な訪問診療や往診で必要性を感じ上記薬剤を処方するのは保険診療上セーフと考えてよいでしょう。夜間・休日に処方が必要になることもあるので、院内に必要な薬を常備しておき適宜持参するか、24時間対応の薬局に訪問服薬をお願いできる体制を整えておきましょう。

　しかし、すべての症状を正確に予想し適切なタイミングで処方しておくのは不可能です。結果として、患者さんは、医師が到着するまで、あるいは薬局が薬を届けてくれるまでの数十分から数時間、疼痛などの苦痛に耐えなければなりません。その打開策として行われているのが、すべての患者さんに一律に渡しておく置き薬セットです。医療機関にもよりますが、痛み、発熱、吐き気、不安・不穏、不眠、便秘、下痢、感冒に対する薬（内服・坐薬）を1日から2日分ほどセットしているところが多いようです。自宅や施設に置き薬セットがあると、患者さん・家族・訪問看護師が有症状時に医師に連絡し口頭指示で服薬を開始できるので、患者さんの苦痛時間は短くなります。医師や薬剤師の臨時訪問の頻度が減り、医師らの負担軽減や医療費抑制につながっている可能性も報告されています。

　しかしながら置き薬セットは、保険診療としての扱いにおいてグレーな面があります。ある診療所では初診時に一律に保険診療として置き薬セットを処方していたところ、厚生局から指導を受けたそうです。その対応策として、渡した置き薬セットのうち使用した分だけ後で院内処方し、保険請求する方法に変更しました。未使用の薬剤は回収し、保険請求も行わない方式です。別の診療所では置き薬セットを渡しますが、使用しても請求はしていません。ジェネリックであればセットを渡しても1,000円台なので、手間や保険診療の解釈を踏まえ、診療所負担にしています。ただし、保険診療ではない処方・服用になりますので、患者さんからあらかじめ薬箱貸与同意書にサインをもらっているそうです。

　当院では、24時間対応をしてくれる薬局が近隣に複数あること、訪問エリアが半径3km程度までなので家族や訪問看護師などに院内処方の薬を取りに来てもらいやすいことから、今のところ置き薬セットは使用していません。一方で、患者さんのことを考えると、少しでも早く苦痛を緩和できる手段として置き薬セットは重要な選択肢であると考えています。

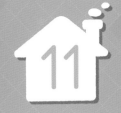

11 介護サービスはほどほどに ～過ぎたるは及ばざるが如し～

「65歳の独居の男性が歩けなくなったため、往診してほしい」と地域包括支援センターから依頼がありました。ご自宅に行き話を聞くと、なんと2年間もの間、鬼ころし（日本酒）しか口にしていないことがわかりました。人間、日本酒さえあれば2年間生きられるものなのですね！　何とかトイレまで歩けていたのですが、いよいよ歩行できなくなったため、時々訪問に来てくれていた地域包括の方に助けを求めました。

「家のトイレまで歩いていけるようになりたい」という希望に沿うべく、介護保険を申請し、当院からの訪問診療と訪問リハビリを開始しました。固形物は好まれなかったため、栄養療法としてエンシュア・リキッドを勧めてみましたが、渋られてしまいました。

そこで、お酒の味変としてエンシュアカクテル（エンシュア＋焼酎で、カルーア・ミルクのような味になります）を勧めてみたところ、飲んでくれるようになりました。栄養療法に加え、自宅のトイレに行くことに焦点を当てたリハビリを行った結果、3週間で自力でトイレに行けるようになりました。次の目標の「コンビニに行くと店員が声をかけてくれるのが嬉しい。だからコンビニまで行けるようになりたい」を叶えるべく、無理ない範囲のリハビリを継続しました。

ちょうどその頃、要介護4の介護認定がおりました。担当になったケアマネジャーが、ヘルパーや訪問看護など、毎日何かしらのサービスが入るよう計画を立て、プラン通りの介護・看護が始まりました。1週間後に訪問に行くと、「何なんだ、一体！　毎日毎日、誰かが来る。1人で気楽に過ごしていたのに、こんなことなら、もう誰も来なくていい！」と激怒していました。ケアマネジャーがサービスを減らすことなど提案しましたが、

私の訪問診療以外のすべてのサービスを拒否されてしまいました。

　**要介護認定が出たら、つい限度額までサービスを入れてしまいがちにな
ります。**「**訪問看護、ヘルパー、デイサービス**」**などの**「**型**」**にはめ込もう
としてしまいます**。しかし、たとえ必要な介護サービスであっても、急にた
くさんの人が家に入ってくれば、不快になるのは当然です。過ぎたるは及
ばざるが如し。**過剰でも過小でもない個々に合わせたプランを、導入時だ
けでなく、サービス担当者会議などで定期的に見直すことが大切です。**

　また、定期的な訪問診療の際に、「ヘルパーさんの頻度をもっと増やした
い、減らしたいなどのご希望はありますか？」など医師からも確認し、調
整が必要な場合は、ケアマネジャーに居宅療養管理指導書で情報提供する
とよいでしょう。急ぐ場合は、直接電話で連絡をとることも大切です。

コラム ｜ ChatGPT ①

　ChatGPT、面白いですね。さすがに原稿は全部自分で書きましたが（笑）、
誤字脱字チェックは ChatGPT に助けてもらったので校正が楽でした。原
稿の息抜きに「在宅医療をテーマにミスチル風に歌を作って」と依頼し
たら、こんな歌詞を書いてくれました。

朝日が部屋の隅に溶けて、静かな時が流れる。
君の瞳に映る世界は、小さな幸せで満ちてる。

笑顔の裏に隠れた涙も、ふたりなら乗り越えられる。
一緒にいることの意味を、日々が教えてくれるんだ。

手を取り合い、歩むこの道は、光へと続く道。
振り返れば、そこにはいつも、温かな記憶と笑顔がある。

（横林賢一）

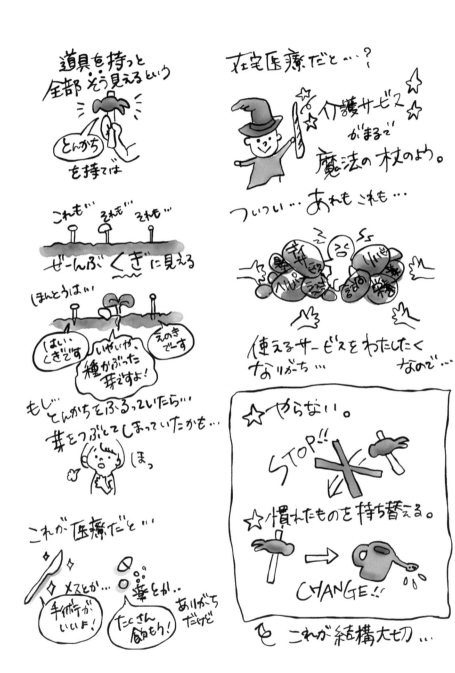

道具を持つと
全部そう見えるという

とんかち
を持てば

これも… それも… それも…

ぜーんぶ くぎ に見える

ほんとうは…

はい、
くぎです

いやいや、
種がぶった
芽ですよ！

えのき
です

もし、
とんかちをふるっていたら…
芽をつぶしてしまっていたかも…

ほっ

これが医療だと…

メスとか…

手術が
いいよ！

薬とか..

たくさん
飲もう！

ありがち
だけど

在宅医療だと…？

☆ 介護サービス ☆

がまるで

魔法の杖のよう。

ついつい… あれも これも…

使えるサービスをわたしたく
なりがち…   なので…

☆ やらない。

STOP!!

☆ 慣れたものを持ち替える。

CHANGE!!

これが結構大切…

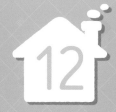

12 有床診療所という選択肢

　鬼ころしだけで2年間生きてきた男性のその後ですが、サービスを中止することで再び歩行困難となり、オムツを使用する生活に戻ってしまいました。了承いただいた最低限のサービスだけ入れ、自分の好きなように過ごされました。ちなみに、鬼ころしは離れて暮らす息子さんが定期的に購入して家に届けていました。アルコール依存症の人がお酒を飲み続けることを可能にしてしまう人のことを「イネイブラー」と言います。過去の家庭内の複雑な事情を経て、息子さんはイネイブラーとしてお酒を家に届けるかわりに、それ以外では一切関わらない取り決めになっていたようです。

　再び歩けなくなって半年ほど経った頃、肺炎を併発し、「だるくて息苦しい。楽になりたい」と話すようになりました。自宅での十分な看護・介護も困難であったため、当院への入院を提案してみたところ、「酒を飲んでいいなら」と話され、入院しました。肺炎になる前から衰弱が進んでおり、既にほとんどお酒も飲めない状態でしたが、「ここは部屋も人も温かい。こんなことなら早く入院しておけばよかった」と、お酒をちびちび飲みながら笑顔で話されていました。

　父親の家には入らない息子さんでしたが、お酒を届けるついでに、病室にも入ってくれるようになりました。衰弱のため大好きなお酒も全く飲めなくなってからは、水の代わりに鬼ころしに浸したスワブで口腔ケアを行いました。息子さんも酒スワブで口の中をきれいにしてくれるようになり、入院して2週間後、穏やかに旅立たれました。

当院には個室を中心とした12床の入院ベッドがあります。**在宅患者さ**
ん専用のバックベッドとして届け出ており、レスパイト入院、肺炎など急
性期の治療、癌末期の方の緩和ケアなどで運用しています。総合病院への
入院だと、ケアが分断され、過剰な検査・治療になってしまうこともあり
ますが、当院では**同じ医師が在宅・入院診療を担当するため、患者さんや**
ご家族の安心につながり、過度でない診療を行うことができます。気軽に
入退院できるため、「調子良くなったから帰ってみよう」、「家で最期をと
思っていたけど不安なのでやっぱり入院したい」など、ご希望に沿うこと
ができます。

　また、お酒を飲む、ペットを連れてくる、ベッドじゃなく布団で寝る、
コロナ禍でも家族や友人に会うなど、なるべく家にいるときと同じように
過ごしてもらうこともできます。この親子の場合、家の中には入らないと
息子さんが決めていたこともあり、最期まで自宅療養だと、分断されたま
まの親子関係であったかもしれません。入院してもお酒がOKだったか
らこそ、「和解」につながったのではと思っています。

　在宅も入院もとなると、一見大変そうに感じるかもしれません。しかし
ながら、入院中は看護師・介護士が活躍してくれるため、医師の出番は多
くはありません。そもそも家では2週間に1回程度しか患者さんに会って
いませんので、安定している方であれば週1回でも入院中に会えれば十分
であり、思っていたより負担はありません。また、**在宅患者さんの急変時**
に入院先を探すのはとてもストレスなのですが、自院に入院できるのでも
のすごく助かります。自宅あるいは自院で最期までみることができるた
め、総合病院からの紹介も増えます（病院の医師は緊急入院を嫌う傾向に
ありますので）。在宅医療を始める際、有床診療所も選択肢に入れてみて
はいかがでしょうか。

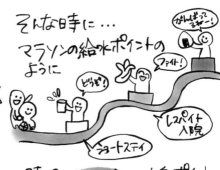

そんな時に…
マラソンの給水ポイントのように

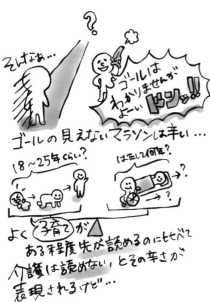

そばなぁ…

ゴールはわかりませんがよーい ドン‼

ゴールの見えないマラソンは辛い…

18〜25年くらい?

はたして何年?

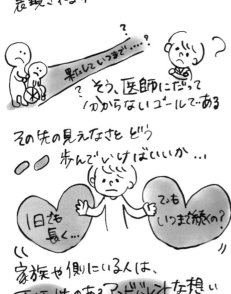

よく「子育て」が ある程度先が読めるのにくらべて 介護は読めない、とその辛さが 表現されるけど…

延々していつまで…?

? そう、医師にだって わからないゴールである

その先の見えなさを どう 歩んでいけばいいか…

1日さも長く…

でもいつまで続くの?

家族や側にいる人は、 両価性のあるアンビバレントな想い に揺れることが多いのも当然。

時折 目処の立つ休息ポイント があったり

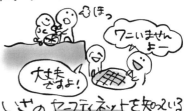

崖っぷちのその先が分からず ただがんばるしかないのではなくて

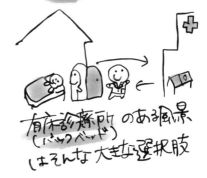

ワニはいませんよー

大丈夫ですよ!

いざのセーフティネットを知っている その安心感たるや…

有床診療所のある風景 (バックベッド) はそんな大きな選択肢

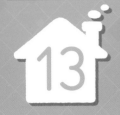

13 できたほうがよい手技

医師免許を取得したばかりの研修医の頃、上級医から「丁寧な病歴聴取や適切な身体診察が大切だ」と教えてもらいました。その通りなのですが、必要なときに動けるようまずは採血や腹腔穿刺、気管内挿管などの手技を覚えたいと思っていたのも本音です。

これから在宅医療を始める医師は、在宅医療で必要な手技を把握し実施できるよう準備しておきましょう。私自身の経験や他施設の実情、SNS のコメントなどから、患者さん宅でできたほうがよい医療手技などを以下に列挙します。

血管穿刺系	末梢採血、皮下注射、筋肉注射、末梢点滴、皮下点滴、CV ポートへの穿刺、血液培養
その他穿刺系	胸腔穿刺、腹腔穿刺、膝関節穿刺
外科的処置	縫合、熱傷処置、止血、褥瘡のデブリードマン・ポケット切開
入れ替え系	胃瘻カテーテル（バルーン型）、経鼻栄養チューブ、気管切開カニューレ、尿道カテーテル（男女とも）、腎瘻・膀胱瘻カテーテル
迅速検査	インフルエンザ、新型コロナ、溶連菌など
機器の操作	在宅酸素、人工呼吸器、持続注入ポンプ（電動式、バルーン式）
検査機器	エコー（POCUS、エコーガイド下腹腔穿刺）、心電図、Holter 心電図、極細経内視鏡（胃瘻交換時）、耳鏡、血液ガス分析、排痰補助装置
その他	痰吸引、ネブライザー、摘便、運転、短時間で食べられるおいしい店の探索
アドバンス	ボツリヌス療法（痙縮）、輸血、CART 療法（腹水）、局所陰圧閉鎖療法 NPWT（褥瘡）

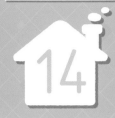

14 発熱時の対応

　在宅患者さんや訪問看護師からの最も多い問い合わせの一つは、発熱です。特にコロナ禍以降、発熱に関する電話相談件数が増加しています。この項で在宅患者さんの発熱に関する対応方法をお伝えする前に、私が以前行った研究結果を共有します。

　在宅医療を受けている 65 歳以上の患者 419 名を対象に、1 年間にわたって発熱の頻度、原因、リスク因子を調査しました。結果として、約 30% の患者が 37.5℃ 以上の発熱を経験し、車椅子やベッド上の ADL の患者は歩行可能な患者に比べて 1.9 倍、中等度以上の認知症がある場合は認知症がない場合に比べて 1.7 倍、要介護 3 以上の場合は要介護 2 以下の場合に比べて 4.5 倍発熱しやすいことがわかりました。発熱の主な原因は肺炎で、次いで尿路感染症、皮膚軟部組織感染症、インフルエンザを含む風邪でした。発熱患者の 67% が自宅で回復し、23% が入院治療を受け、5% が自宅で、もう 5% が入院中に亡くなりました。

　以上のデータから、**在宅療養中の患者さんは熱が出る頻度が高く、要介護度が高いほど発熱しやすく、肺炎など細菌感染症による発熱が多いこと**がわかります。現在は、新型コロナウイルス感染症（COVID-19）の流行により、状況はさらに複雑化しています。

　これらの情報を考慮に入れたうえで、どのように発熱に対応すればよいでしょうか。患者さんからすると、昼夜や休日を問わず医師が往診すると安心でしょうが、現実的に難しい場合もあります。医師が訪問できない場合、訪問看護師やクリニックの看護師にまず様子を見に行ってもらいます。そして、**バイタルサイン（血圧、脈拍、呼吸数、体温、SpO₂）、全身**

状態、周囲の感染状況を報告してもらいます。その情報をもとに、経過観察でよいか、検査が必要か、急いで往診するべきか、救急搬送が必要かを判断します。特に夜間休日は往診すべきか判断が悩ましいことも少なくありません。**判断に迷った場合は「往診しましょうか」と電話口で患者さんやご家族に尋ねる**ことをお勧めします。「往診してほしい」という要望があれば、往診を行います。「往診まではしなくてよい」と言われる場合は、ご家族からみて重症感がなく、翌朝まで様子を見ることができる場合が多いです。もちろん医師の判断で往診したほうがよいと思ったら往診するようにしましょう。

検査は、血液検査、簡易キットによる迅速検査、各種培養検査を必要に応じて行います。多くの場合、発熱の原因が肺炎やその他の細菌感染症であるため、血液検査は頻繁に行われます。COVID-19 のパンデミックに伴い、新型コロナウイルスの迅速検査が一般的になりました。また、冬季にはインフルエンザと新型コロナウイルスの両方を対象とした同時抗原検査を実施します。

これらの検査は、訪問看護師や在宅医が患者宅で行います。訪問看護師が検査を行う場合は、クリニックまで採血スピッツや検査キットを取りに来てもらいます。また、検査セットを患者宅や訪問看護ステーションに常備し、必要に応じて使用することもあります。血液培養や痰培養、尿培養などの培養検査を行うかどうかはケースバイケースです。尿路感染症が疑われる場合は尿培養（＋血液培養）を、肺炎が疑われる場合は痰培養を、原因がはっきりしない場合は血液培養をとります。

抗菌薬治療に反応がない場合、入院治療が必要になることも考えられますが、その際、培養結果がないと受け入れ側としても治療方針に難渋するため、紹介が予想される場合はあらかじめ必要な培養検査を実施しておくことが望ましいです。

抗菌薬による治療は、重症度等に応じて経静脈的治療や内服治療を選択します。経静脈投与が必要な場合、腎機能に配慮する必要がなく、1 日 1

回の投与で済むセフトリアキソンを選択することが多いです。一方、内服治療を選択する際は、バイオアベイラビリティが高く１日１回投与で済むニューキノロン系が好まれますが、乱用されやすく耐性菌が多いため注意が必要です。胃瘻を介して薬を投与する場合は、OD 錠や内服液が適切です。解熱剤や抗菌薬は、患者宅への置き薬の使用が効率的な場合がありますが、詳細は第１章の 10「置き薬」の項（→ P.22）を参照してください。

　患者さんを見始めて数か月経つと、その患者さんの基礎疾患などにより、誤嚥性肺炎を起こしやすい人、尿路感染症を起こしやすい人など、ある程度見分けがつくようになります。このような認識をもとに、発熱への対応だけでなく、予防にも積極的に取り組むことが重要です。当院では、予防策の要点をまとめた表を作成し、それを患者さんの部屋に掲示することで予防意識の向上を図っています（ 表1 ～ 表3 ）。この取り組みにより、患者さん自身やケアを担当する医療スタッフが予防策を常に意識しやすくなります。

表1　誤嚥性肺炎予防の５つのポイント

①食事内容、食事姿勢を調整する	誤嚥しにくい食事内容になるよう調整し、食事姿勢についても工夫する。
②口腔ケアにより菌量を減らす	口腔内の細菌や残渣を減らすことが、誤嚥性肺炎予防では最も重要。
③半夏厚朴湯または六君子湯を試す	咳反射の低下には半夏厚朴湯、蠕動運動の低下には六君子湯がよい。
④経管栄養の食道への逆流を防ぐ	食紅テストで逆流をチェックし、栄養剤の投与前に内容物を確認する。
⑤肺炎球菌ワクチンを接種する	65 歳以上の高齢者に対して、日本では定期接種として推奨されている。

表2	尿路感染症予防の5つのポイント
①陰部の清潔を保持する	長時間にわたり陰部を便で汚染しない。
②十分に水分を摂取して尿量を確保する	1日の飲水量は体重の2%（体重50kgで1L）を目安にする。
③腎臓を膀胱よりも高い位置に保つ	日中は座位で生活するか、寝たきりでもベッドをギャッジアップする。
④カテーテルから膀胱への逆流を防ぐ	常に蓄尿バッグが膀胱よりも低い位置となるようにする。
⑤抗菌薬の予防投与を検討する	就寝前にST合剤（バクタ錠®）を1錠（または半錠）経口投与する。

表3	蜂窩織炎予防の5つのポイント
①ナイロンタオルで体を洗わない	清潔を保つことはよいことだが、ゴシゴシ洗わないように指導する。
②足を傷つけないように保護する	足をぶつけないように環境整備し、靴下で保護することも検討する。
③掻かないように爪を短く切る	掻破痕を認める高齢者では、本人の爪を短く切るように指導する。
④同居するペットの清潔を保つ	定期的にノミ駆除を行う。特に、ネコの爪を切るように指導する。
⑤抗菌薬の予防投与を検討する	アモキシシリン、ST合剤、またはドキシサイクリンを経口投与する。

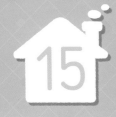

15 看取りの作法

　在宅での看取りの作法（手順と礼儀）についてお伝えします。

　まず、患者さんのご家族や訪問看護師などから「○○さんが呼吸をしていません」と電話があります。ご家族によってはパニック状態になっている場合もあるので、丁寧に対応します。深夜の看取りの場合、服を着替えて診療所に寄って患者宅に向かうため、少なくとも30分はかかると思われます。「40〜50分後に到着します」、「午前3時頃になると思います」など、目安の時間を伝えておきましょう。私は到着すると思われる時間より10〜20分ほど長めに伝えています。

　整った身なりで伺うことも大切です。ジーパンなどラフな格好だと、気分を害されるご家族もいます。私は待機当番（オンコール）のとき、ジーパンや短パンなどラフな格好で出歩いていますが、呼び出しがあればすぐに対応できるよう、診療所に黒のパンツを常備しています。

　持参するものは、聴診器、ペンライト、時計、死亡診断書、ボールペンです。時計はスマートフォンで代用してはいけません。スマートフォンのほうが時間は正確ですが、不快に感じる方もいますので、腕時計か懐中時計を使用しましょう。当院では懐中時計を往診バックに常備しており、死亡確認に伺う前にスマホと時間が合っているかを確認するようにしています。患者さん宅にある時計で確認しても悪くはないのですが、以前ある患者さんがお亡くなりになった後にグリーフケアとして自宅の伺った際に「死亡確認で使った時計がその時間を指すたびに、寂しさが込み上げてくるんです」と聞いて以降は、持参した懐中時計を使用するようにしています。

患者さん宅に到着したら、そこにいらっしゃるご家族などに「ほーむけあクリニックの医師の横林と申します」と、所属・職種・名前を伝えます。次に死亡診断をするのですが、その前に、家の中にいるご家族がその部屋に全員集まっているか確認しましょう。ずっと介護していた主介護者が別室で親戚などに電話していたり、トイレに行っていたりすることもありますので。

　死亡確認する前に「○○さん、こんばんは（夜の場合）。これから診察させていただきますね」と、尊敬の念を持ち、生きている患者さんと同じように接します。聴診器で胸の音を聞いて心音と呼吸音が止まっていることを確認し、ペンライトで瞳孔散大・対光反射消失を確認します。丁寧に衣服や布団をもとの状態に戻し、時計を見て「○時○分、（死亡を）確認させていただきました」と伝え、深く頭を下げます。主治医で関係性ができていれば、「○○さんもご家族も、本当に頑張られましたね」、「穏やかな顔をされています。希望取り最期まで自宅で過ごし、ご家族が献身的にケアされていたからだと思います」などねぎらいの言葉をかけます。待機当番などで初めてお会いする場合は、本人とご家族にそれぞれ頭を下げ「本当にお疲れさまでした」と伝えます。

　次に「（死亡）診断書を作成しますね」と伝え、椅子と机を借りて診断書を作成します。死亡時刻はご家族などに呼吸が止まったであろう時間を確認して死亡推定時刻を記入するのが原則ですが、医師の死亡確認時刻を記入する場合もあります。その他の詳細は、厚生労働省が発行している死亡診断書診断マニュアルをご覧ください。作成が終わったら、名前や住所など間違いがないかご家族と一緒に確認し、問題なければご家族にお渡しします。

　死後の処置（エンジェルケア）や葬儀屋さんへの連絡などのサポートは、24時間対応している訪問看護ステーションの看護師であれば熟知していることがほとんどなので、その後の対応はお任せしています。点滴や医

療資材など回収すべき物品があれば回収し、改めて頭を下げて退出します。

　以上、在宅での看取りの作法についてお伝えしました。自分の色を出しすぎず、患者さんやご家族に敬意を持って接することを心がけましょう。

コラム｜LGBTQ／性の多様性と在宅医療①

　イラスト担当の久保田は外来・在宅診療に従事するほか、にじいろドクターズという団体でLGBTQと医療に関する知識普及活動を行っています。LGBTはレズビアン、ゲイ、バイセクシュアル、トランスジェンダーの頭文字の略で、性のあり方のうち、性的指向（好きになる性が男女どちらか・どちらもか・どちらでもないか）や性自認（自分の性をどう認識するか）が少数派の方々が連帯して立ち上がる際に生まれた言葉です。性のあり方はさらに多様なため、Q：クエスチョニング・クイアをつけ包括的に性的少数者を表して使用します。

　性のあり方は見た目ではわからない（性的指向が異性／同性か、性自認が生まれた時に指定された性別と同じ／異なるかは言わないとわからない）ものです。LGBTQの人々の割合は左利きやAB型と同じ比率の100人に7人程度と言われます。なので日々必ず出会っているはずで、在宅医療の現場も同様で患者さんやご家族の中にも医療従事者の中にももちろんいますが言わない限り気づかないこともあります。

（久保田 希）

37

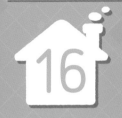

現実的な予後予測の方法

予後予測は非常に難しいものです。一般に、医師の予後予測は楽観的であり、実際よりも長い期間を見積もる傾向があることが知られています。

はじめに、終末期において身体の機能がどのように推移していくか理解しておきましょう。**癌の場合、比較的長い間機能が保たれますが、最後の数か月〜数週で急速に悪化し死に至ります。慢性心不全・慢性呼吸不全などの慢性疾患では、増悪寛解を繰り返して徐々に機能が低下し、最後は比較的急速に悪化します。老衰・認知症では、緩やかな下り坂の経過をたどります。**ただし、これらはあくまで目安であり、予期せぬ急変はしばしば経験します。

癌患者の予後を予測する際、**月単位（数か月）、週単位（数週間）、日単位（数日）、時間単位（数時間）という言い方で表現することがあります。月単位を予測する指標である PaP スコア（Palliative Prognosis Score）や週単位を予測する PPI（Palliative Prognostic Index）**などいくつかの指標があるため、実際に使用してみるとよいでしょう。

私自身は、予想される予後について「水分量」を目安にご家族への説明を行うことが多いです。この**水分量の指標**（筆者が勝手に命名）は、癌の有無にかかわらず終末期で有用です。**自力でペットボトル1本分（500 mL）以上の水分・食事を摂取できれば月単位、1本未満なら週単位、ほとんど飲めなければ日単位の予後**というざっくりとした指標です。

前述のスコアのような研究に基づいた指標ではありませんが、私の経験上では他のスコアよりも簡便で、非医療従事者にもわかりやすく、実際の予後との一致率も高いと感じています。

癌患者が歩いてトイレに行けなくなった場合、1週間以内の予後（日単位の予後）の可能性が高いとされる研究もあります。トイレに自力で行けなくなり、水分摂取がほぼ不可能になる日単位の段階では、無呼吸や死前喘鳴（咽頭部で分泌物がゴロゴロと音を立てる現象）が見られるようになります。下顎呼吸（顎を使ったあえぐような呼吸）になったら時間単位であることが予想されます。

コラム｜LGBTQ／性の多様性と在宅医療②

在宅医療の現場で性の多様性への配慮としてできることは大きく2つあります。

①性のあり方をそのまま尊重する：見た目で勝手に男女の判断をする、異性愛だと決めつけた言葉遣いをする、色分けなど不要な男女別は性の多様性を排除してしまう時があります。

②その人が思う「家族」を尊重する：2024年4月現在の日本の法律では異性しか婚姻ができないため、LGBTQの方々の中には長年連れ添うパートナーとも戸籍上の親族になれない場合があります。在宅医療という生活の場に密接に関わる場では特に、戸籍上の親族ではなく、患者さん本人が思う「家族」、「大切にする人」を尊重することが大事ですし、終末期のガイドラインなどでも医療上のキーパーソンが法律上の親族である必要はないとされています。

終末期に起こる様々な苦痛はその人らしさが尊重されることで緩和につながることがあります。その「らしさ」において「性のあり方」も大切な要素であることを心に留めていただければ幸いです。

（久保田　希）

第 2 章

在宅医療ならではのトピック
（在宅医療の現場でよく議論されること）

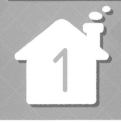

1 「自分らしさ」とか「寄り添う」とか

　私が在宅専門医を取得していた頃は、専門医認定証に自分で考えた「在宅医宣言文」を掲載するというユニークな取り組みが行われていました。私の認定証には「最も自分らしくいられる home で生きるお手伝いをし、"心の笑"を提供する。～1往診1笑い～」と記されています。

　少々意味不明な文章ですが（笑）、自分らしいなぁと思っています。当院の理念は「近隣にお住まいの方々が住み慣れた家で笑顔で過ごせるよう、健康面からサポートする」なのですが、どうやら私は人の笑顔に関心があるようです。

　在宅医療に興味を持つ多くの医療従事者は、「自分らしさ」や「寄り添う」という言葉に共感し、よく使用します。**病院医療は Doing の医療（治し施す医療）、在宅医療は Being の医療（治せなくても支える医療）**と表現されることがあります。在宅患者さんのほとんどは治らない病気や障害を持っている人、死が差し迫っている人です。**Being、つまり患者さんの「そばにいさせていただく」私たち在宅医療従事者は、患者さんの自分らしさを尊重し、思いに寄り添って、共に悩み考えていくことが求められ**ます。一方で、在宅医療に関わる方の中には、これらの言葉に違和感を覚える方もいます。「その人らしさって、数日から数年関わっただけでわかるのか」、「本人でさえ自分らしさがどういうことかわからないのに、他人がどう理解できるのか」、「月に数回の訪問で寄り添っていると思うのは、自己満足ではないか」、「本気で寄り添おうとして燃え尽きる人を数多く見てきた」などの思いが生じるようです。

　確かに、自分らしさって、自分ではわかりにくいものです。一方で、自

分では普通のことをしているだけなのに「○○さんらしいね」と言われることがあります。私は、**自分らしさとは、「その人にとって普通のことを普通に考え行動すること」**と捉えています。**自分にとっての普通が、周りから見たらその人らしさになっている**のかなと思うのです。だから、自分らしく生きてもらうためには、普通に生活してもらうことが必要であり、**普通に生活するためには家にいたほうがよい**のです。病院に入院しながら普通に暮らすって難しいですものね。在宅医療の文脈でよく「自分らしく」という言葉が出てくるのは、入院生活が普通ではないと多くの医療従事者が感じているからなのだと思います。

在宅医療関連職種は、患者さんが自分らしく、つまり住み慣れた家で普通に暮らすための応援団といえるかもしれません。しかし、この「普通に暮らす」ことが在宅療養患者さんにとっては難しいのです。自分でご飯を作って食べる、気に入った服を買って着る、仕事の後にゆっくり風呂に入る、孫と遊ぶ。**これらの普通のことができなくなっていき、できないこと・喪失することで痛みを伴うようになります（スピリチュアルペイン）。**このスピリチュアルペインを何とかしたいという在宅医療関連職種の思いを一言で表現する言葉が、「寄り添う」になるのだと思います。寄り添う≒スピリチュアルケアと言えるかもしれません。

では、在宅医はどのように寄り添うのが適切でしょうか。
私は、**話を聞くこと、相手に興味・関心を持つこと、対話を続けることが大切**だと考えます。辛い思いを患者さんが口にしたとき、関心を持って傾聴し、対話をします。私達が答えを提供するのではなく、患者さんと一緒に悩み苦しみながら、対話をするのです。この関わりが寄り添うこと（スピリチュアルケア）になり、その過程で患者さんが**ありのままの自分を受け入れる自己受容**につながっていくと素敵だなと思います。寄り添うにあたりもう一つ大切なのは、**燃え尽きてもいけないし、冷めてもいけない**、ということ。長時間やわらかな光で温める炭火のような心で関わっていきたいですね。

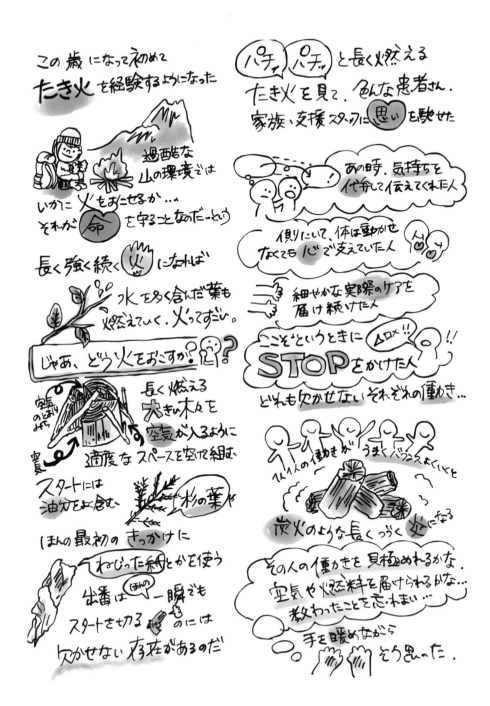

この 歳 になって 初めて
たき火 を 経験する ように なった

過酷な 山の 環境 では
いかに 火 を おこせる か…
それが 命 を 守る ことなのだ…という

長く 強く 続く 火 になれば

水 を 多く 含んだ 葉 も
燃えていく. 火って すごい.

じゃあ、どう 火 を おこすか？

長く 燃える 大きい 木々 を
空気 が 入る ように
適度な スペース を 空けて 組む

空気のとおりみち
裏

スタート には
油分 を よく 含む 杉の葉 を

ほんの 最初 の きっかけ に
ねじった 紙 とかを 使う

出番 は ほんの 一瞬 でも
スタート を 切る のには
欠かせない 存在 が あるのだ

パチ パチ と 長く 燃える
たき火 を 見て. こんな 患者さん.
家族、支援 スタッフ に 思い を 馳せた

あの時. 気持ちを
代弁して 伝えてくれた人

傍 にいて、体は 動かせ
なくても 心 で 支えていた人

細やかな 実際の ケア を
届け 続けた人

"ここぞ" という ときに
STOP を かけた人

どれも 欠かせない それぞれの 働き…

1人1人の 働き が うまく バランスよくいくと

炭火 のような 長く つづく 炎 に なる

その人の 働きを 見極めれるかな.
空気や 燃料 を 届けられるかな…
教わった ことを 忘れまい…

手を 暖めながら そう 思った.

44

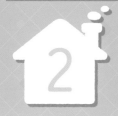

"頑張らない" を許容する

在宅フェロー時代、緩和ケア病棟での研修中、卵巣癌末期の患者さんを担当しました。入院から1週間後、彼女は「やっと解放された」と語りました。

本来は自宅で最期を迎えたいと願っていましたが、家族の期待とプレッシャーに耐えきれず、入院を選んだそうです。癌と診断された当初、治療はせず、痛みや苦痛を抑えられれば短い時間でも自宅で過ごしたいと思っていました。

しかし、家族の強い勧めで手術とつらい抗がん剤治療を受け続けました。動くのが難しくなると訪問リハビリが始まり、食欲がなくなると家族は「もう一口、もう一口」と食べ物を勧めました。彼女は、昔好きだったケーキ屋のチョコレートケーキを家族が新幹線で買ってきてくれるほどの愛情を感じつつも、「毎日大食い大会に出ているような気分だった」と話しました。「ただ穏やかに過ごしたいだけなのに」という言葉が強く印象に残りました。

90歳で老衰の経過の在宅患者さんも似たようなことを話していました。「十分生きた。幸せだった。いろいろあったけれど、頑張ってきた。もう休みたいのに、娘は『動かないと衰える』、『食べないと元気にならない』と言う」と。

癌でも老衰でも、最期が近づくにつれて動けなくなり、食べられなくなります。本人が望むなら、手術も抗がん剤もリハビリも食事摂取も頑張ってもよいし、周囲のサポートも役立つでしょう。

しかし、本人が望んでいない場合、それは周囲の願いであり、本人に

とっては苦痛となりえます。もちろん、ご家族や友人は患者さんに苦しんでほしいわけではありません。ただ単に、自分の経験に基づいて「食べたら元気になる＝食べないと元気にならない」と考えているだけなのです。

　ここでの**在宅医の重要な役割は、人の機能が年齢や病気によって自然と衰えることをご家族や友人に理解してもらうこと、そして患者さんの「もう頑張りたくない」という思いを彼らに受け入れてもらう手助けをすること**です。

　在宅医には、**患者さんのご家族や友人に、人の機能は年齢や病気によって自然に落ちていくことを伝え、本人の"もう頑張りたくない"という思いを受け止めてもらう手助けをする**という、大切な役目があります。**在宅医療のゴールは「穏やかに過ごすこと」**。患者さんが穏やかに過ごせる方法をご家族と共に模索し、支援することが大切です。

コラム │ ChatGPT ②

　今度は、ChatGPT に「在宅医療をテーマに YOASOBI 風の歌を作って」と頼んで書いてもらいました。

カーテン越しに漏れる光が、ふたりの時間を柔らかく包む。
無言の会話、交わす視線が、心の距離を縮めてゆく。

手のひらに残る温もりが、言葉にならない想いを伝える。
そっと寄り添うこの時間には、世界で一番の安らぎがある。

風に乗せる言葉、心に届け、ふたりをつなぐ見えない糸。
それぞれの日々が重なり合って、新しい明日を描いていく。

（横林賢一）

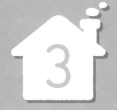

3 食べられなくなったら点滴をするのか

「こんなにキレイに看取れるものなのですね」と訪問診療に同行した看護師が言いました。彼女は病棟での看護経験は豊富ですが、在宅の現場はほとんど初めてでした。「入院患者さんは最期のときまで点滴をされており、常に痰の吸引との戦いで苦しそうでした。この患者さんとご家族は、納得のうえで点滴をしない選択をされました。癌の末期なのに、苦しまず、痰の吸引も必要ではありませんでした。まるで老衰のように、枯れるように穏やかに旅立たれましたね」と彼女は振り返っていました。

食べられない場合には点滴を行う、というステレオタイプの考え方は、一般の方々だけでなく医療従事者にも根強くあります。風邪を引いて体調を崩し食事が食べられなくなった際に点滴を受けて楽になった経験がある方もいれば、ご家族や友人が点滴で回復したのを目の当たりにした方もいるでしょう。これらの経験が「点滴をすればよくなる」という考えにつながっていきます。**食べられないのに点滴をしない＝餓死させる、と考えるご家族も少なくありません。**また医療従事者、特に医師は「何もしないこと」に抵抗を感じるため、しばしば点滴をする選択をしてしまう現状があります。

癌の末期や老衰などで食べられなくなった場合、まずなぜ食べられなくなったのか評価を行います（第3章7「摂食・嚥下障害：最期まで口から食べるために」／→ P.100）。それでも食べたり飲んだりできない場合は、体が限界に近付いているサインです。

最期が近づくにつれ内臓が様々な処理をできなくなり、食べ物や水分を

受け付けなくなります。**処理できないから飲食が自然に制限されるのに、無理に点滴をすると水が溢れてしまいます。**結果、胸水や腹水、痰が増えて苦しくなるのです。食べられなくなってきたら、以上のことをご家族に丁寧に説明します。一方で、**「点滴をしないのは餓死させるみたいで忍びない」という思いはほとんどのご家族が持つ感情**ですので、点滴をしない選択をご家族にさせるのは酷でもあります。

　したがって私は「患者さんが以前話していた一番の願いは、苦痛なく旅立つことでした。点滴をすることで楽になるなら、ぜひしてさしあげたいですが、最期が近づいて内臓が水分を処理できなくなっている今は、点滴をすると苦痛が増してしまいます。私は患者さんの願いを叶えてあげたいなと思います」と、点滴をしない選択をご家族ではなくこちらでしたような伝え方をすることがあります。

　在宅医療の現場では、時にご家族と共犯者になる作業が必要になることがあります。もちろん、点滴をしないことが犯罪というわけではありません。

　ただ、患者さんのことで何かを決断しなければならないとき、ご家族はしばしば何らかの罪悪感を抱いてしまいますので、その部分は在宅医が一緒に背負っていくことが大切だと思います。

　それでも点滴を希望するご家族もいるため、点滴を行う選択肢は常に残しつつ、話を進めるのがよいでしょう。点滴を行う場合、浮腫がひどくなったり痰が増えたりしたら点滴の減量や中止を検討することをあらかじめ話し合っておくことをお勧めします。

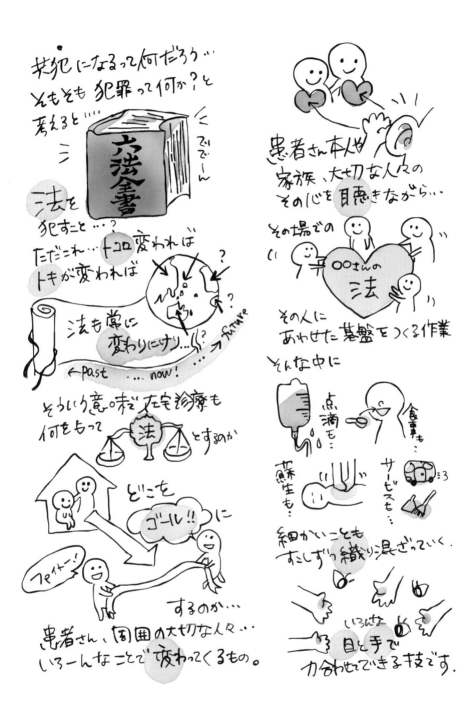

共犯になるって何だろう‥
そもそも 犯罪って何か？と
考えると‥‥

六法全書

＜でーん

法を
犯すこと…？

ただこれ…トコロ変われば
トキが変われば

法も常に
変わりにケリ…‥

←past　…now!　…→future

そういう意味で在宅診療も
何をもって　法　とするのか

どこを
ゴール!!　に

ファイトー!

するのか…
患者さん、周囲の大切な人々…
いろーんなことで"変わってくるもの。

患者さん本人や
家族、大切な人々の
その心を 目聴きながら…

その場での
○○さんの
法

その人に
あわせた基盤をつくる作業

そんな中に

点滴も…　食事も…

蘇生も…　サービスも…

細かいことも
すこしずつ織り混ざっていく

いろはな
目と手で
力合わせてできる技です。

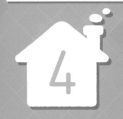

4 独居でも自宅で最期を 迎えられるか

　「絶対に入院はせんし、施設にも入らんけぇの」と肝細胞癌終末期の A 男さん（68歳）はおっしゃいました。A 男さんは 1 人暮らしで、ご家族は全員他界しており、生活保護を受給しています。独居でも自宅で最期を迎えるには、どうしたらよいでしょうか。

　独居で最期を迎える最大の条件は、"本人が自宅で過ごすことを望んでいる"ことです。"小さな苦痛"さえ我慢できれば、本人が希望しているならどんな方でも家で過ごすことは可能です。小さな苦痛とは、例えばおむつの中に尿や便が出た、背中がかゆい、テレビのリモコンがベッドから落ちてテレビをつけられない、などです。これらの苦痛を我慢できないなら、施設や入院が現実的でしょう。

　小さな苦痛なら耐えられても、大きな苦痛があると独居での生活は困難です。大きな苦痛とは、強い痛みがある場合、痰が多くて頻回の吸引が必要な場合などがあげられます。あとは、臨機応変に対応できる経験豊富なケアマネジャーがいれば、何とかなります。

　ケアマネジャー、訪問看護師、ヘルパーと一緒に A 男さんに改めて思いを聞いたところ、上記のような小さな苦痛は我慢するので、自宅で最期まで過ごしたいとお話されました。痛みに関しては、フェントステープ®とレスキューのアブストラル®でコントロールできている状態でした。点滴をすると痰が増えて苦しくなるので、本人が食べたいだけ、飲みたいだけ摂取してもらう方針で合意しました。苦しくなったときにすぐ連絡できるよう、携帯電話に訪問看護の番号を登録しました。訪問看護は医療保険で

入ることで**介護保険の点数を温存**し、1日の内2回は、医師、看護師、ヘルパー、薬剤師（訪問薬剤）の誰かが訪問する体制を作り、**訪問時に呼吸が止まっていても救急車を呼ばず、まず医師に連絡することを申し合わせ**ました（急変時の対応は、救急車を呼んでしまいがちなヘルパーや家に出入りする友人にも共有しておくことが重要です）。

　私たちが関わり始めて1か月ほど経ったある朝、ヘルパーが家を訪れるとA男さんは息をしていませんでした。申し合わせていた通り連絡をもらい、自宅で死亡確認しました。ベッドの横の机の上には、飲みかけの日本酒と食べかけの巻き寿司がおいてあり、A男さんはとても穏やかな顔をしていました。

　さて、独居で最期を迎えたA男さんは、孤独だったのでしょうか。孤独には、lonely（寂しい）という意味とalone（一人でいる）という意味が含まれています。A男さんがlonelyだったかどうかは誰にもわかりません。ただ、aloneである自分を大切にしていると私には見えました。

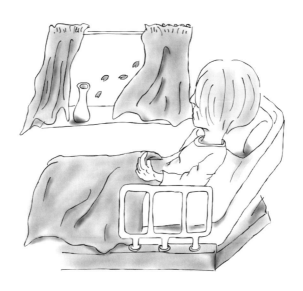

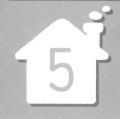

5 リハビリの目的

　食道癌終末期のAさん（70代女性）は総合病院に入院し、化学療法・放射線療法を行っていました。残念ながら改善の見込みがなく、経過中に脳梗塞も併発したため、積極的な治療は行わない方針になりました。料理上手のAさんは、姪御さんと一緒にコロッケ専門店を開く計画を立てていました。入院中の主治医から告げられた余命と店の開店予定がギリギリのタイミングでしたが、退院後に無事コロッケ店をオープンできました。

　ある日自宅に訪問すると、Aさんはお店に立てる状態ではありませんでしたが、じゃがいもの皮を剥くなど下ごしらえをしていました。「まさか店のオープンまで生きられるなんて。まさか店の仕事を手伝えるなんて。入院しているとき、**もうすぐ死ぬのにリハビリなんかして何の意味があるのだろうと思っていたけれど、私はじゃがいもの皮を剥くためにリハビリをしていたのですね**」とおっしゃいました。

　退院時に余命3か月と宣告されていましたが、3年経った現在もコロッケを作り続けています。Aさんのお店のコロッケ、本当においしいです！

　以前紹介したアルコール性肝硬変のBさん（1章11「介護サービスはほどほどに〜過ぎたるは及ばざるが如し〜」／→P.24）は、当初「家のトイレまで歩いていけるようになりたい」という目標を掲げました。リハビリによりその目標を達成すると、「コンビニに行くと店員が声をかけてくれるのが嬉しい。だからコンビニまで歩いて行けるようになりたい」とリハビリの継続に意欲を示しました。

　腎癌の脊椎転移で両側下肢麻痺になったCさんは、「自宅の風呂に入

る」、「友人と行きつけのバーに行く」という目標を立てて、リハビリを行いました。驚くべきことに、完全に麻痺していた下肢が動くようになり、支えがあれば立つことも可能になりました。

　腎不全のDさんは、クレアチニン値が6台で、足腰も弱り車椅子生活を送っていました。中華料理店の料理人だったDさんは「食事制限をやめて好きなように食べたい」、「もう一度家族に中華のフルコースを食べさせたい」と希望し、退院されました。リハビリを続けるうちに台所に立てるようになり、私にまで中華料理を振る舞ってくださいました。クレアチニン値は一時3台まで改善し、旅立たれるまで4年もの間、料理を楽しまれていました。

　リハビリの目的は、「患者さんの普通の生活をサポートすること」だと思います。**普通の生活には、日々の活動と参加が含まれます。**日々の活動とは、上記の患者さんだと、トイレに行く、風呂に入る、料理をする、などを指します。**参加は、社会への関わりや役割を果たすことを意味します。**A～Dの患者さんにとっては、コロッケの下ごしらえ、コンビニ店員との挨拶、友人とのバー訪問、ご家族らに中華料理を振る舞うことが参加にあたります。

　リハビリは身体機能や生活機能（ADL・IADL）の回復に重点を置くものと考えられがちですが、在宅患者さんの場合、失われた機能の回復は難しことも多いです。**在宅患者さんのリハビリを行うにあたり、機能の維持・向上にのみ目を向けるのではなく、患者さんの日々の活動と参加に着目することが大切**です。

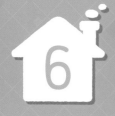

6 本音と気遣いの間

　子宮体癌末期状態の A さん（60歳）が、ある総合病院の産婦人科から紹介され、当院の外来を受診されました。最期は緩和ケア病棟に入院できるよう予約はしていましたが、ギリギリまで自宅で生活することを希望されていました。何とか仕事を続けてられており、身の回りのことは概ね 1 人で行えていたため、外来通院からスタートしました。腹水のために苦しみが増すと、月に 1 回のペースで外来に来て腹水を抜く必要がありました。その後、徐々に状態が悪化し、2 週間ごと、そして週に 1 回と頻度を増やす必要が生じました。動くのがつらくなったため、訪問診療に切り替えました。

　ある日、主に介護をしている長女がクリニックにやってきました。「母が急に、緩和ケア病棟に入院すると言い出したのです。病院から退院したときは、『やっぱり家はいいね、ずっとここにいたい』と話していたのに、なんで急にそんなことを言い出したのかわかりません。もしかして、私の介護では不安なのでしょうか」と涙ながらに話されました。彼女は怖くて理由は聞けないとのことでしたので、次回の訪問で私から本人に話を聞いてみることを約束しました。

　次の定期訪問の際、ご家族には別室で待機していただき、私は A さんに「当初はなるべく家で過ごしたい、どうしてもしんどくなったら緩和ケア病棟に入院したいと話されていましたが、今はどのように思っていますか？」と尋ねました。A さんは「やっぱり家はいいなぁと思っています。とても落ち着きますし、できればずっとここにいたい。でも、娘に迷惑をかけていることが心苦しいんです。娘には 5 歳と 1 歳の子どもがいます。

手のかかる時期ですし、私が元気なら孫の面倒を見てあげたい。でも、見てあげるどころか、娘が私の世話をしています。自分で自分のことができなくなったら、入院しようと考えていました」と話されました。

　―本当は住み慣れた家で最期まで過ごしたい。でも、家族に迷惑をかけたくないから入院したい―
　在宅療養患者さんの多くは、**家に戻ってから最期の時まで、本音と気遣いの間で葛藤**しています。

　Aさんの許可を得て、今話したことを長女達と共有することにしました。長女は「このまま家にいてもらいたいし、お母さんの思いも尊重したい」と話されました。私から「緩和ケア病棟だと気軽に退院しにくくなりますので、一度当院に短期間入院してみませんか。しんどい時は入院して、それ以外は家で過ごすのはいかがでしょう」と提案したところ、同意されました。短期入院も併用しながら自宅での生活を続け、長女や孫に囲まれて自宅で最期を迎えられました。

　患者さんの本音と気遣い、ご家族の本音と気遣いに耳を傾け、整理すること。私たち在宅医の重要な役割の一つだと感じています。

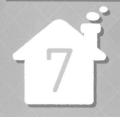

患者さんが幸せを感じるとき

2011年の東日本大震災で私は医療支援活動に携わっていました。ある被災者の方が、被災時のことを詳細に話してくれました。「お話していただき、ありがとうございました」と伝えると、「ありがとうなんて久しぶりに言われました。ああ、私はまだ生きていてよいのですね」と言って涙を流されました。被災者の方々はボランティアに頻繁に「ありがとう」と伝えますが、自分たちが「ありがとう」と言われることはほとんどありません。このような状況が続くと、誰の役にも立てず迷惑をかけているだけだと感じ、死にたいと思うようになることもあります。

私たちはどのようなときに幸せを感じるでしょうか。私は「ありがとう」と言われたときに心が温まります。**人は、誰かの役に立ったと思えた時、誰かに喜んでもらったと思えたとき、幸せを感じる**のです。「ありがとう」と言われると、「自分は役に立てたんだ」、「存在を認められている」と感じられます。

ちなみに、病院では患者さんから「ありがとうございました」と言われますが、飲食店などでは店員が「ありがとうございました」と言うことが一般的ですよね。毎日「ありがとう」と言ってもらえる職業であることに感謝すると同時に、謙虚でいなければならないと日々襟を正しています。

冒頭の被災者の方のように、**在宅療養中の方々も、ご家族や医療介護従事者に「ありがとう」と言い続けますが、自分が「ありがとう」と言われることはほとんどありません**。ある卵巣癌末期の患者さんが、「家族は私を喜ばせようと色々してくれるけど、いつも受け取るばかりです。だから、夫の誕生日会を内緒で準備したいんです。先生、手伝ってくださる？」

と訪問診療中におっしゃいました。

　後日、飾り付けを施した部屋で、彼女は夫に花束と感謝のメッセージカードを渡しました。夫は涙を流しながら「ありがとう」と彼女に伝え、「喜んでもらえてよかった」と彼女も涙を流しながら笑っていました。

　私自身も、患者さんに「ありがとう」と言う機会を常に意識しています。医師は患者さんから金品を受け取るべきではありませんが、患者さんが手作りした作品（絵、パズル、写真など）はお礼を伝えて頂戴し、クリニックに飾らせてもらっています。

　また、患者さんから世渡りや子育てなど人生のアドバイスをいただいたときも、感謝の意を伝えます。患者さんが誰かから「ありがとう」と言われる機会を大切にしたいなと思います。

コラム｜東日本大震災

　震災から1か月後、私はPCAT（Primary Care for All Team：日本プライマリ・ケア連合学会が設立した災害医療支援チーム）の医師として石巻の避難所で医療支援活動を行いました。同避難所は福祉的避難所という位置づけで運用されており、津波による浸水で機能しなくなった病院の入院患者さんなど医療依存度が高い方が避難生活を送っていました。被災者の方々は、仕切りのない体育館の床に毛布を敷いて横になり、支援物資の水や菓子パンを食べて、まさに食いつないでいる状態でした。私は、乳児からご年配の方まで、発熱、けが、不眠や持病の対応、緊急時の病院搬送などを行いました。高齢の方は廃用症候群が進行し、褥瘡を認める方が続出していましたが、全国から集まった多職種で知恵を出し合って取り組むことで、少しずつ歩けるようになり褥瘡も改善していきました。被災地においても多職種協同が重要であることを実感しました。

（横林賢一）

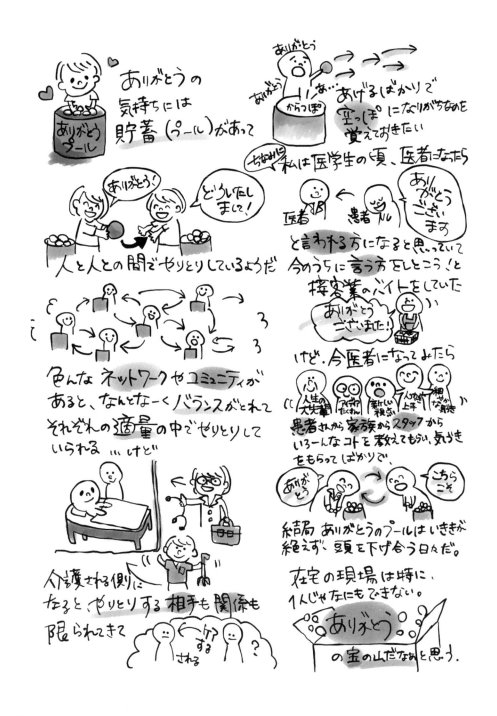

ありがとうの気持ちには 貯蓄（プール）があって

ありがとうプール

ありがとう ありがとう いつか… あげるばかりで 空っぽ になりがちなのを 覚えておきたい

からっぽ

ありがとう！ どういたしまして！

人と人との間でやりとりしているようだ

色んな ネットワーク や コミュニティ が あると、なんとなーくバランスがとれて それぞれの 適量 の中でやりとりしていられる …けど

介護される側になると、やりとりする 相手も関係も 限られてきて

される する？

ちなみに私は医学生の頃、医者になったら

医者 患者 ありがとうございます

と言われる方になると思っていて 今のうちに言う方をしとこう！と 接客業のバイトをしていた

ありがとうございました！

けど、今医者になってみたら

人生の大先輩 アイデアたくさん 優しい視点 人たらし上手 細やかな気遣い

患者さんから家族からスタッフから いろーんなコトを教えてもらい、気づきをもらってばかりで、

ありがとう ？？ こちらこそ

結局 ありがとうのプールはいききが絶えず、頭を下げ合う日々だ。

在宅の現場は時に、1人じゃなにもできない。

ありがとう。の宝の山だなぁと思う。

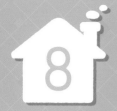

8 在宅医療のキーワードは和解

　胃癌末期で自宅療養中の70代の患者さんが下顎呼吸になったと訪問看護師から連絡があり、私は急いで彼のもとへ駆けつけました。奥さんは言いました。「先生、ようやくあの世に行くんですね。夫は古い考えの持ち主で、私には常に怒鳴っていました。いつも彼の3歩後ろを歩いていたんです。やっと……」と。

　訪問看護師が続けました。「奥さまがご不在のとき、ご主人は私にこんなことを話してくれました。『妻には本当に迷惑をかけ、世話になった。彼女は心臓が悪いのに、頑固な私と一緒にいてくれた。本当に感謝している』と」。

　奥さんは「そんなふうに言ってくれていたのですね。今まで感謝の言葉を聞いたことはありませんでした。」と話し、涙を流されました。そっとオーディオのスイッチを入れ、「彼はバッハが好きなんです」と言いました。10分後、バッハの音楽が流れる中、奥さんに見守られながら息を引き取りました。もし訪問看護師が話さなければ、奥さんは憎しみの感情を抱いてご主人を見送っていたかもしれません。

　50代の喉頭癌患者さんは、娘さんと不仲でした。彼の全身状態が徐々に悪化する中、娘さんは私に迫り、「まだダメです。死んでほしくない。だからどうか、死なないようにしてください」と懇願しました。

　数日後に訪問したとき、彼は娘さんに「いつも怒鳴ってごめんな。ダメな父親でごめん。『お父さん』って呼んでくれて、ありがとう」と伝えました。娘さんは泣きながら、「私もごめん。お父さん、育ててくれてありがとう」と答えました。その後、娘さんは私に別室でこう言いました。「先生、父をここまで生かしてくれてありがとうございます。もう大丈夫です。楽

にしてあげてください」。娘さんは父親からの謝罪と感謝の言葉を待ち望んでおり、そして自分も謝り感謝を伝えたかったのです。

　60代の肺癌末期の患者さんと息子さんは、過去に大喧嘩をしてから10年近く会っていませんでした。彼の癌が末期であることを知っても、息子さんは会いに来ませんでした。呼吸状態が悪化し日単位の予後となったため、ご主人が息子さんに会うのはこれが最後のチャンスであることを奥さんに伝えました。

　ご家族の説得を経て、翌日、息子さんが子どもを連れて訪れました。目を細めて孫を見る父親の手を、息子さんはそっと握りました。患者さんがふと、「かき氷が食べたいな」と言い、慌てて作ったかき氷を息子さんが介助して食べさせると、「ああ、おいしい」と呟いて旅立ちました。

　余命わずかな時期には、複雑な事情を抱えた患者さんやご家族の関係に、どこまで踏み込むべきか迷うことがあります。しかしこの時期は、彼らが大切なことを伝え、感謝の思いを示し、謝り許すことができる最後の機会でもあります。「和解」の背中を押すことは在宅医にとって勇気が必要ですが、短期間のうちに関係性を築き、適切な言葉を紡ぐことが在宅医の腕の見せ所だと私は思います。

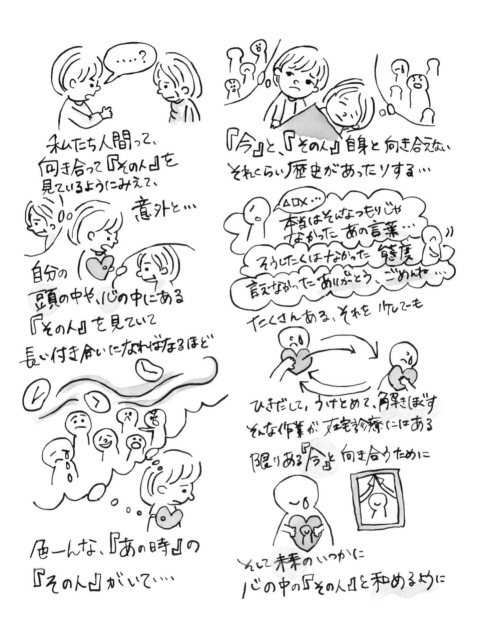

私たち人間って、
向き合って『その人』を
見ているようにみえて、

意外と…

自分の
頭の中や、心の中にある
『その人』を見ていて
長い付き合いになればなるほど

…っ、

色ーんな、『あの時』の
『その人』がいて…

『今』と、『その人』自身と向き合えない
それくらい歴史があったりする…

△□× …
本当はそうなっつもりじゃ
なかった あの言葉…
そうしたくはなかった 態度
言えなかった ありがとう、ごめんね …

たくさんある、それを 1Lでも

ひきだして、うけとめて、解きほぐす
そんな作業が 在宅診療にはある

限りある『今』と 向き合うために

そして未来のいつかに
心の中の『その人』を和めるために

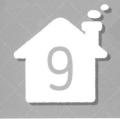

9 最期の瞬間に 立ち会わなくてもよいのか

　間質性肺炎を患う90代男性が誤嚥性肺炎を併発しました。抗菌薬で改善しないため入院も提案しましたが、奥さんは本人の希望通り自宅で最期を迎えたいと話されました。

　無呼吸や死前喘鳴が見られ始めたとき、奥さまは「私も90歳を超え、体が弱っています。亡くなるときまでずっとそばにいる自信がありませんが、どうすればいいでしょうか」と不安を打ち明けました。

　私は「息を引き取る瞬間に立ち会わなくても大丈夫です。奥さま自身の体調もよくない中で、自宅での看取りというご主人の希望を尊重する決断をされました。これはとても勇気のいることです。奥さまの体調がよいときに、今までなさっているように手を握ったり話しかけたりするだけで十分です」と伝えました。奥さんは涙を流しながら「安心しました」と答えました。

　日本では、息を引き取るときに立ち会うことが重視される文化があります。今まで数百人の旅立ちに関わってきましたが、多くのご家族は**最期の瞬間に立ち会わなければならないという呪縛**にとらわれてしまいます。

　しかし、最期の瞬間に立ち会うのは、非常に大変です。予後予測は難しく、時には予想外に早く、あるいは予想よりも長く生きることもあります。ご家族にも生活があり、24時間何日もずっと付き添うことは不可能です。よって**在宅医は、最後の瞬間に立ち会うことよりも、これまでの歴史や「今」に心を向けるサポートをする**ことが重要です。患者さんとご家族の間で何らかの対立・葛藤がある場合は、「和解」を促すことも大切です。

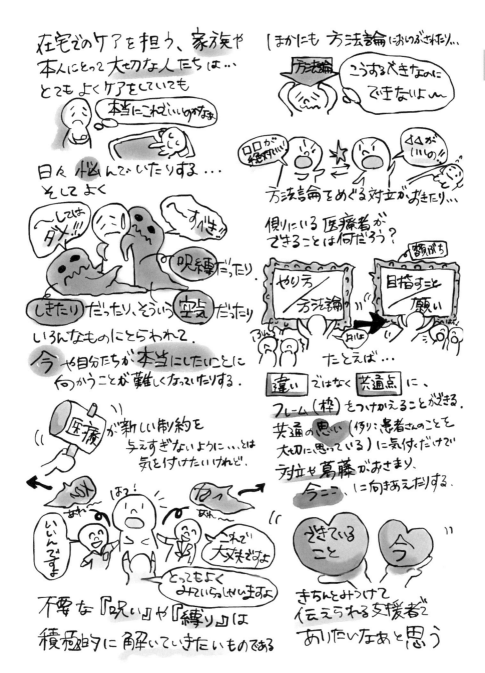

在宅でのケアを担う、家族や本人にとって大切な人たちは…
とてもよくケアをしていても
「本当にこれでいいのかなあ」

日々悩んでいたりする…
そしてよく

「〜してはダメ!!!」「〜すべき」「呪縛」だったり、

「しきたり」だったり、そういう「空気」だったり

いろんなものにとらわれて.
今や自分たちが本当にしたいことに向かうことが難しくなっていたりする.

「医療」が新しい制約を与えすぎないように…とは気を付けたいけれど.

「いいんですよ」「ほら!」「なっ」「これで大丈夫ですよ」「とってもよくみていらっしゃいますよ」

不要な『呪い』や『縛り』は積極的に解いていきたいものである

ほかにも方法論におしつぶされたり…
「方法論」「こうするべきなのにできないっ」

「口口が絶対いい!!」「△△がいいの!!」

方法論をめぐる対立がおきたり…

慎りにいる医療者ができることは何だろう?

「やり方／方法論」→「目指すこと／願い」額縁持ち

たとえば…

「違い」ではなく「共通点」に、フレーム(枠)をつけかえることができる.
共通の思い(例:患者さんのことを大切に思っている)に気付くだけで対立や葛藤がおさまり、
今ここ、に向きあえたりする.

「できていること」「今」
きちんとみつけて伝えられる支援者であめたいなあと思う

10 AD（事前指示）から ACP（人生会議）へ

　「救急車で高齢者が搬送される→誤嚥性肺炎の診断→家族にDNR（心肺蘇生を試みない）でよいか確認→入院」。

　これはかつて日本の救急医療の現場で当たり前のように行われていた流れです。いや、今もでしょうか。

　私が医師になった頃は、「どんな最期を迎えたいか」についてご家族と話したことがある方はほとんどいませんでした。生きるか死ぬかの状態になって急に「心臓マッサージ、どうしますか？」と医師から聞かれて決めないといけないなんて、患者さんのご家族に随分と酷な選択をさせているなと当時から思っていました。

　患者本人がどう思っているのかわからないのに決断しないといけないという、ご家族にとっても医師にとってもモヤモヤする状況を打開するため、AD（Advance Directive：事前指示）という概念が生まれました。**ADとは、判断能力を失う前に自分の治療やケアに関する意向を文書化すること**を意味します。例えば「心臓マッサージは行わない」、「胃瘻は造設しない」といった意思決定です。これにより、ご家族や医師は患者の意向に基づいた決断をしやすくなるはずでした。

　ところがADにも問題点がありました。まず、患者さんにとって将来の状況を予測すること自体が困難です。また、事前指示書をみても、なぜその選択をしたのかわかりませんし、記載したときと急変時では選択が変わっているかもしれません。いざというときの状況は複雑なことが多いため、ADの内容を医療・ケアの選択に活かせないという問題も指摘されています。

　書類があっても役に立たない、とまでは言いませんが、上記の問題点を踏まえ、ACP（Advance Care Planning：人生会議）が重要視されるようになりました。

　ACP は「今後の治療・療養について患者・家族と医療従事者があらかじめ話し合う自発的なプロセス」と定義されています。プロセスを共有することで、患者さんが何を考えているのか、なぜそう思うのかを知ることができます。**AD は「最期の時をどうしたいか」が焦点になりますが、ACP では「何を大切にしているか」にスポットが当たる**ことが多いです。

　AD が「決める」ことに焦点を当てているのに対し、結論を急がず雑談も交えながらあれやこれやと繰り返し話し合う過程で、皆これでよいよねと**「決まる」**のを待つのがACPと言えるでしょう。

　ACP は人生会議という愛称ですが、「さあこれから会議を始めます」という形式張ったものではなく、**在宅医にとっては毎回の診療が人生会議であり、ご家族にとっては毎日の関わりが人生会議なのです。**

　「決めておかない」というのも大切な選択肢の一つです。どうするかを先延ばしにするわけですね。そうこうしているうちに急変して救急車で運ばれて、ということもあり得るわけですが、それもまた人生です。

　ただ、決めておかない選択をするにしても、あれやこれやと話し合っておくことは大切だと思います。先延ばしにした状態で急変すると、残されたご家族は何かしらの後悔をすることが多いのですが、**後悔の呪縛に囚われ続けるのか、後悔も思い出の一部になっていくのかは、話し合ったというプロセスがあるかどうかに影響を受けている**ように思うのです。

いずれ来る死に備えない

　ACP（アドバンス・ケア・プランニング）は大切ですが、「死に対して無理に備えることなく、気にせず生きていく」のも一つの道だと思います。名郷直樹先生が著した『いずれくる死にそなえない』（生活の医療）という本に触れながら、ACP の概念を踏まえつつ、それに対するカウンターパートとしての視点を提案したいと思います。

　人生会議、すなわち ACP は、終末期の医療やケアに関する個人の希望や価値観を事前に話し合うプロセスです。これは、将来自分が意思表示できない状態になった時のために、どのような医療を受けるか、または受けないかの決定を助けるものです。

　しかし、名郷先生の提唱する「安楽寝たきり」の概念は、ACP による事前の備えとは異なるアプローチを提示します。人は必ず死ぬという現実を受け入れて、死を避けることができない中で生き続ける。安楽死ではなく「安楽寝たきり」を前提とし、「死を避けない社会」、「死をことほぐ社会」を目指すのもよいのではないか、という考え方です。

　ピンピンコロリで死ねる人はほんの数％であり、**「寝たきりで生きる」、「寝たきりで死ぬ」ことは、長生きする現代社会においてより一般的な状況**になりつつあります。この現実を踏まえ、名郷先生は、**寝たきりになったとしても、それを周囲への迷惑と捉えるのではなく、お互いさまの精神で支え合い、特定の人に負担が集中しないような社会の仕組みを目指すべき**だと説いています。

　寝たきりになっても、生産性がなくても、明るく充実してなくても、安心して生きていてよいのです。一生寝たきりで休んで暮らすのも人生、途中から休むのも人生、最後まで休まないのも人生、どの生き方も大変だし

楽しい。上りの人生（成長する赤ちゃん）も下りの人生（寝たきりになる老人）も、どちらにも社会的な助けが必要で、周囲に頼って当たり前。

　私たちに今必要なのは「下り坂の哲学」なのです。下りの人生であっても、希望も絶望も込みにして「死をことほぐ」世の中はどうだろう、と名郷先生は提案しています。

　このような視点は、ACP を通じて「どう生きたいか」、「どう死にたいか」を事前に考えることの重要性を否定するものではありません。

　むしろ、**ACP として備えることも、備えないことも、「どちらでもよいのだ」という選択の自由**を提案しています。名郷先生の「いずれくる死にそなえない」というメッセージは、終末期における生の質について、新たな視点を私たちに提供しています。ACP による事前の備えという形でも、無理に考えないという選択でも、どちらもが個人の尊厳と選択の自由を重んじることにつながります。

　ちなみに当院では、# ACP というプロブレムリストを電子カルテにデフォルトで作成し、適宜記入・更新するようにしています。近親者の病気や死について話題になった際、「○○さんは自分の病気や死についてどのようにお考えですか？」と尋ねます。外来通院が困難になってきた患者さんに対しては、「通院が難しくなってきているため、訪問診療も選択肢となり得ます。○○さんはこれからどこで、どのように過ごしたいと思っていますか？」と尋ねています。話の流れで、延命治療の希望の有無について話が及ぶことも少なくありません。約９割の患者さんが「先生とこのような話をしたかったんです。よくぞ聞いてくれました」と喜んでいます。ACP として備えるかどうかは自由ですが、多くの高齢患者さんは、医療従事者とこれからの生き方や死に方について話したいと考えていることを、現場で実感しています。

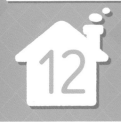

12 民間療法について尋ねられたら

　在宅療養中の患者さんやそのご家族は、病状を少しでも改善したいと願っています。寝たきりや癌の終末期など厳しい状況にあるため、保険適用外の民間療法に目を向けることも少なくありません。健康食品やサプリメントなど、「これを使ったら病気が治った」という体験談に接することで、人々は新たな希望を見出すことがあります。

　しかし、このような民間療法に対して、医師の中には批判的な意見を持つ人も少なくありません。これは、多くの場合、民間療法が科学的根拠に基づいた標準治療よりも優れているわけではないという事実、そして過去に健康食品が原因で肝機能障害などの副作用を引き起こした事例を目の当たりにしてきた経験に基づいています。**医師は、正確な情報を患者に提供すれば、患者はその情報をもとに適切な意思決定を行うことができると考えがち**です。したがって、民間療法についての説明が患者に受け入れられない場合、医師のフラストレーションは高まります。

　患者さんやご家族が民間療法に興味を持つ心理的背景には、行動経済学における**利用可能性バイアス**があります。これは、人々が意思決定を行う際に、容易に思い出せる情報や目につきやすい情報を優先して利用する傾向を指します。テレビやインターネットで頻繁に見かける健康食品の広告は、このバイアスによって過大評価されることがあります。

　また、権威ある人物や有名人が推奨する製品には、**ミルグラム効果**が影響して、その信憑性を過剰に評価することもあります。

　さらに、**ウィンザー効果**により、第三者からの推奨やレビューが製品の信頼性を不当に高めることがあります。

患者さんやご家族が少しでも病状をよくしたいと考えているときに、健康食品の広告を何度も目にし、有名な医師が推奨し、ネットの口コミもよければ、買いたいと思ってしまうのは行動経済学の観点から見れば自然な反応と言えます。

　では、患者さんから民間療法を試したいと相談された場合、どのように対応すべきでしょうか。

　まず心構えとして、医師は正確な情報を提供すれば患者さんが正しい意思決定をするであろうと思い込んでいることを自覚する必要があります。そして患者さんやご家族の「病状をよくしたい」という思いに様々なバイアスが影響して民間療法を試したいと思っていることを理解します。そのうえで、健康食品であればその成分を確認し、それが明らかに害を及ぼすものではないかを検証します。

　もし害がないと判断される場合は、直ちに「効果がない」と一蹴せず、「試してみたいならば試すのも一つの手だ」という姿勢で応えることが望ましいです。そして、「副作用が出た場合はすぐに使用を中止しましょう」とアドバイスし、「試してみたいことがあれば、始める前に一度相談してください」と伝えることが大切です。

　害がなければ、プラセボ効果によってポジティブな影響が出る可能性もあります。「何か治療をしている」という感覚が患者さんにとって心の支えとなることもありますので、否定せずに耳を傾けることが重要です。

　これにより、患者さんやご家族が他のことでも相談しやすいと感じるようになります。ただし、希望する民間療法が明らかに害を及ぼす場合や、非常に高額である場合は、「自分ならば試さない」と率直に伝えることが適切です。いずれにしても、**患者さんやそのご家族の希望を「受け止める」ことが最も重要**です。

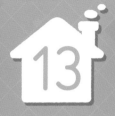

13 あとどのくらい生きられますか と聞かれたら

「先生、私はあとどのくらい生きられるのでしょうか？」という質問を受けた場合、どのように答えるべきかは難しい問題です。予後予測は難しく、しばしば外れるため、答えに悩むことがあります。

　私自身は、質問者がご家族である場合、以前述べた「水分量の指標／→ P.38」について説明することが多いです。また、インターネット上には、PaP スコアや PPI などの数値を入力して月単位か週単位かを自動計算するサイトもあり、これをご家族と共に利用するのも一つの方法です。

　余命について患者さん本人から直接聞かれた場合はさらに難しいです。患者さんがショックを受ける顔は見たくないですし。**最も大切なのは、患者さんに「なぜ余命を知りたいと思ったのですか？」と尋ねること**だと思っています。

　仕事の引き継ぎをしておきたいから、孫の結婚式に出たいから、思い出の場所に旅行にいきたいから、大ファンのアーティストのライブがあるから、ご家族へのお礼の会を企画したいからなど、理由は様々です。

　これらの理由が物語っているように、患者さんが知りたいのは「いつ死ぬのか」ではなく、「元気に過ごせるのはあとどのくらいか」なのです。**その理由を確認することで、「やっておきたいことは何なのか」を患者さんとご家族・在宅医で共有することができます**。私はこのように理由を尋ねた後、予後予測の不確実性を伝えた上で、水分量の指標や目標となる行事（「お孫さんの結婚式に出席するのが目標だと思います」など）を用いて伝えることがあります。

余命3か月です、など具体的な数字の提示には賛否があります。調査によると、**具体的な余命を知りたいと思う人と知らずに逝きたい人が半数ずついます**。また、余命3か月です、とある医師から宣告された方が、90日間の日めくりカレンダーを作り、毎日1枚ずつめくっていったというエピソードを聞いたこともあります。

　絶対的な指標である数字には魔力があり、数字だけが独り歩きしてしまいがちです。**余命を数字で知りたい思いが強い方の場合は、予測が3か月の場合は、早くて1か月、頑張って6か月が目安です、などと幅を持たせておくとよいと思います。**

　私がよく用いる方法は、**具体的な数字ではなく「季節」や「行事」を使った伝え方**です。「お正月を迎えられたらいいですね」、「桜を見られるといいですね」と伝えると、患者さんはそれを目安として理解し、さらなる質問をしないことが多いです。

　余命を伝える際、患者さんの目を見て話すことが大切です。ある研究では、数字を用いて明確に伝えるかどうかにかかわらず、適度にアイコンタクトを取りながら説明することで、医師への信頼感が大きく高まると報告されています。医師にとって余命を伝えることは困難な作業であり、無意識に電子カルテのモニターを見て話してしまいがちです。しかし、患者さんの目を直接見て話し、多くの場合において起こるその後の沈黙に耐えることが求められます。

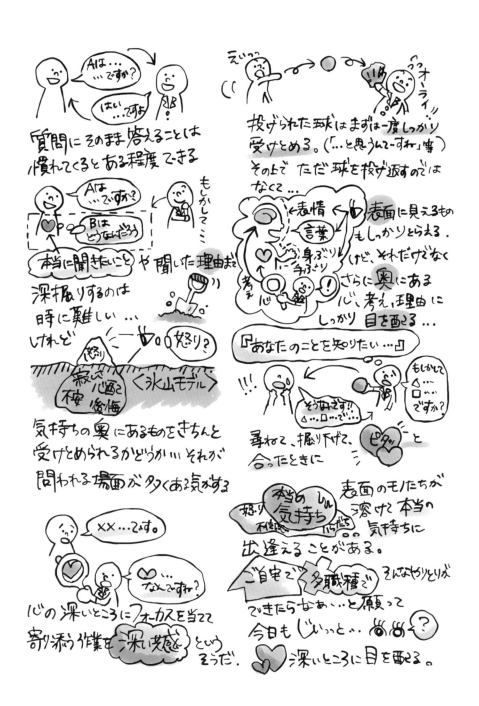

質問にそのまま答えることは
慣れてくるとある程度できる

本当に聞きたいことや聞いた理由まで
深掘りするのは
時に難しい…
けれど

気持ちの奥にあるものをきちんと
受けとめられるかどうか…それが
問われる場面が多くある気がする

心の深いところにフォーカスを当てて
寄り添う作業を「深い共感」という
そうだ。

投げられた球はまずは一度しっかり
受けとめる。(「…と思うんこーすね」等)
その上でただ球を投げ返すのでは
なくて…

表面に見えるもの
もしっかりとらえる。
けど、それだけでなく
さらに奥にある
心、考え、理由に
しっかり目を配る…

『あなたのことを知りたい…』

尋ねて、掘り下げて、
合ったときに

表面のモノたちが
溶けて本当の
気持ちに
出逢えることがある。

ご自宅で 多職種で そんなやりとりが
できたらなぁ…と願って
今日もじいっと… ?
深いところに目を配る。

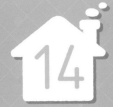

14 願いのオーダーメイド

　定期的な訪問診療や人生会議の過程で、患者さんの「これをやりたい」という願いを耳にすることがあります。また、患者さんが訪問看護やケアマネジャーに願いを話し、主治医への報告がなされることもあります。第2章13「あとどのくらい生きられますかと聞かれたら」（→ P.70）で述べたように、余命を知りたい理由を聞くと、孫の結婚式に出席したい、思い出の場所に旅行に行きたい、など、患者さんは様々な願いを持っていることがわかります。これらを聞いたら、叶えてあげたくなりますよね。

　患者さんの日頃のケアやリハビリなどは、訪問診療や訪問看護、ヘルパー、デイサービスなどの公的サービスで対応できます。ケアマネジャーが患者さんに合わせたプランを作成してくれます。しかし、上記のような願いのサポートは、公的サービスでは対応が難しいこともあります。そこで私たちは、「願いのオーダーメイド」というサービスを提供することにしました。医師、看護師、作業療法士、社会福祉士で構成される「願い叶え隊」を結成し、活動を行っています。これまでに、以下のような方々の願いをサポートさせていただきました。

　90代女性、慢性心不全・老衰の方。ご本人の「孫の結婚式に参加したい」という願いを叶えました。結婚式前日までは参列する予定でしたが、当日体調が悪化。急きょ LIVE 配信に切り替え、バージンロードを歩くところから見ることができました。Facetime で結婚したお孫さんに祝福の言葉を伝え、感動の涙を流しました。願い叶え隊が自宅で患者さんの状態を見ながら適宜休憩を取ってもらったので、最後まで結婚式・披露宴を楽しんでもらうことができました。看護師が自宅にいることで、お孫さんも

ご家族も安心して式を挙げることができたと喜んでいました。

　80代女性、胃癌末期の方。「いつも散歩していた神社周りのコースを車椅子で散歩したい」という願いを叶えました。神社でのお参り、お守り購入などを行いました。患者さんは頷いたり、お賽銭を上げたりして、穏やかな笑顔で過ごされました。訪問診療時には娘さんが病状を悔やむ発言をすることもありましたが、散歩中には親子の思い出話などをされ、「来ることができてよかった」と喜ばれました。帰宅途中で患者さんが意識を失う場面もありましたが、同行していた看護師により迅速に対応ができました。

　60代男性、頚髄損傷による四肢麻痺のある方。「フラワーフェスティバル（広島の大きな祭り）で開催されるHIPPYさん（歌手）のライブに行きたい」という願いを叶えました。事前に車椅子を実際に押しながらルートや段差などの確認をしていたため、当日はスムーズに移動することができました。願いを叶えるサポートをする過程で、他施設の訪問看護師やヘルパーなど支援者同士の連携が深まりました。患者さんを思うすべての人たちの気持ちが一つになり、それが心地よい支援へと結びつきました。

　50代男性、筋萎縮性側索硬化症の方。「居酒屋でビールを飲みたい」という願いが叶いました。病状の進行とコロナ禍のため、2年以上外食できない生活が続いていました。作業療法士がリハビリ中に「居酒屋で生ビールを飲みたい」という願いを聞き、同療法士や看護師と共に居酒屋に行きました。生ビールと芋焼酎、回鍋肉や餃子、唐揚げ、カキフライなど堪能され、余ったおかずは次の日の昼食にとテイクアウト。宅配弁当にも飽き飽きされていたので、久々の外食をとても喜んでいました。居酒屋に行く道中、普段から支援に入っている訪問看護ステーションを訪ね、談笑しました。

　50代女性、重症筋無力症の方。「京都の観劇を見に行きたい」という願いを実現することができました。この方は、訪問看護などの公的サービス

以外は人との関わりがなく、ほとんどの時間を家で過ごしていました。訪問看護師が「願いのオーダーメイド」という取り組みを始めたと情報提供すると、「京都までお芝居を見に行きたい」という思いを口にされ、願い叶え隊のサポートのもと実現しました。新幹線移動や介護タクシー利用でもその場の人とコミュニケーションをとり、会話を楽しんでいました。

　他にも、認知症の方の「散らかった部屋を一緒に片付けてほしい」、癌末期の方の「行きつけの美容院で髪を切りたい」などの願いの実現をサポートさせてもらっています。しかし、病気の進行などにより、すべての願いを叶えることができない場合もあります。病状により数日、数時間の猶予しかないこともありますので、可能な限り迅速に対応できるよう努めています。

　患者さんには様々な願いがありますが、多くは叶わないと思い込んでいるため口に出しません。そこで私たちは、「願いのオーダーメイド」の活動内容を記載したパンフレットを作成し、患者さんやご家族に渡しています。新規の患者さんには、事前訪問の際にサービス内容を説明し、やってみたいことがあれば気軽に声をかけていただくよう説明しています。居宅療養支援事業所や訪問看護ステーションの担当者にも配布し、「願い」を耳にした際には共有してもらうようお願いしています。旅行などで私たちの診療圏外に出る場合は、診療情報提供書を作成し、万一の際には近隣の医療機関で対応できるよう準備をしています。

　願いが旅行の場合には特に注意が必要です。重要なのは、「旅行の計画や手配は、本人やそのご家族が行う」という原則です。私たち医療従事者が安全な旅程を提案したり、新幹線のチケットを代わりに予約したりする行為は、旅行業法によって制限されています。

　したがって、旅行に関するすべての準備と手配は、本人やそのご家族が行い、サポートを提供する者は、あくまで伴旅者としての役割を担う必要があります。障害や病気の有無にかかわらず、誰もが気軽に旅を楽しめる

社会を実現するためには、このような制約を超える必要があります。その
ため、将来的には、旅行業務取扱管理者と連携し、旅行に関連する事業を
立ち上げることを計画しています。

ねがいの
オーダーメイド

ほーむけあクリニック

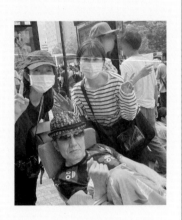

☆好きなアーティストの
　ライブに行きたい！
　（フラワーフェスティバル）

ぜひ行きたいとオーダーを頂き、スタッ
フ皆で事前準備とリサーチを重ねて願い
を実現できました。
Kさん(頸髄損傷)からも「良かった
〜！」と喜びの声を頂戴しました。

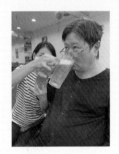

☆居酒屋でビールが飲みたい！

普段なかなか外出できないMさん（ALS）
より、ジョッキで冷えたビールを飲みたい
とオーダーいただきました。お店のご協力
もあり、楽しい時間を過ごしていただくこ
とができました。

☆芝居観劇に行きたい！

京都まで新幹線でお芝居を見に行きたいと
いうSさん（重症筋無力症）からオーダー
を頂き、県外への移動という願いを支援さ
せていただきました。久々のお芝居をみて
素敵な時間を過ごしていただくことができ
ました。

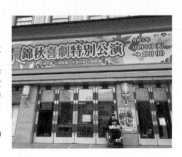

当院では、在宅療養されている患者さまの
　「〇〇したい」を応援いたします。

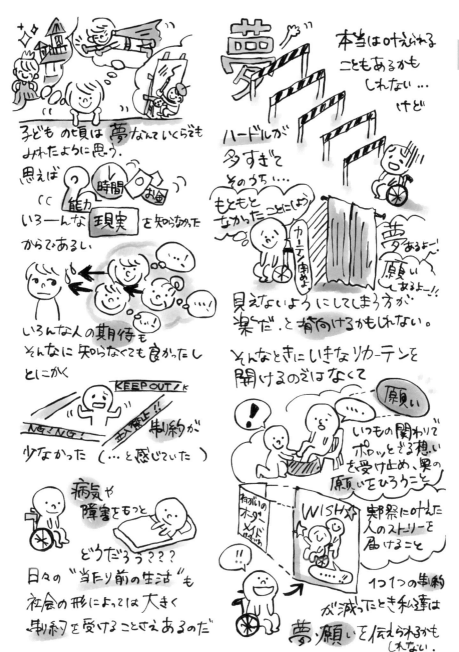

子どもの頃は夢なんていくらでもみれたように思う。

思えば 時間・能力・お金 いろーんな 現実 を知らなかったからであるし

いろんな人の期待も そんなに知らなくても良かったし とにかく

KEEP OUT! NG! NG! 立入禁止!! 制約が 少なかった（…と感じていた）

病気や 障害をもっと

どうだろう？？？ 日々の "当たり前の生活"も 社会の形によっては 大きく 制約を受けることさえあるのだ

夢

本当は叶えられる こともあるかも しれない… けど

ハードルが 多すぎて そのうち… もともと なかったことにしよう カーテン閉め

夢あるよー! 願いあるよー!!

見えないようにしてしまう方が 楽だ。と背向けるかもしれない。

そんなときにいきなりカーテンを 開けるのではなくて

! 願い

いつもの関わりで ポロッとでる想い を受け止め、奥の 願いをひろうこと

ねがいの オーダー メイド ガイド

WISH☆

実際に叶えた 人のストーリーを 届けること

1つ1つの制約 が減ったとき私達は 夢、願いを伝えられるかも しれない。

77

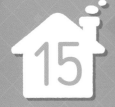

15 在宅医療の枠を超えて

　人口ボリュームの多い団塊の世代が75歳以上になる**2025年には、国民の3人に1人が65歳以上の高齢者、5人に1人が75歳以上の後期高齢者**になります。高齢者が激増するということは、**亡くなる方が激増する**ことを意味します。入院ベッドは限られており、むしろ減らしていく方針であることから、病院で死ぬことができなくなり、結果として家、あるいは施設で最期を迎える方が増えることになります。

　これらの背景に伴い、在宅医療の需要がより一層高まっています。私たち在宅医療従事者は、人生の最終章を住み慣れた家で過ごすことを支援していますが、果たしてそれだけでよいのでしょうか。

　高齢者の増加は、**認知症や癌、寝たきりの予備軍である「元気な高齢者」の増加**も意味します。バスや飲食店の中などから漏れ聞こえてくる元気な高齢者の話題の中心は、「病院に通っているけど膝や腰が痛くて大変」、「○○さん、癌になったらしい」、「旦那の物忘れがひどくなってきた。自分も人の事は言えない」など、自身や知人の病気です。

　このような「在宅療養予備軍である元気な高齢者」の不安の相談に乗るのも、医療従事者の大切な役割だと思います。「かかりつけ医をもつこと」は、高齢者の不安軽減につながると言われています。

　「かかりつけ医」にはいろいろな定義がありますが、私は「**体調のことで困ったことがあった場合、最初に頭に思い浮かぶのがかかりつけ医**」だと考えています。在宅療養中の患者さんだと、在宅医がかかりつけ医であり、クリニックや病院の外来に通院している方は、その主治医がかかりつけ医になるでしょう。

　一方で、かかりつけ医がいても相談できない方や、そもそも医療機関にかかっていない方もたくさんいます。したがって、高齢者の潜在的なニーズに応えたり、医療がリーチしにくい層にアプローチしたりする取り組みが求められます。

　そこで私たちは、クリニックに併設したJaroカフェというコミュニティカフェで、「まちの保健室」という取り組みを始めました。毎週木曜日の昼に、医師、歯科医師、看護師、ケアマネジャーなどがランチを食べながら訪れた方の相談に乗ります。コロナ前は病気の有無、かかりつけの有無にかかわらず、いろいろな方が訪ねて来てくれました。

　ただ、わざわざ相談に来てくれるぐらいですから健康意識が高い方が多い実情があり、医療との接点に乏しい層に関わることはできませんでした。さらに、コロナ禍となり飲食なしの予約制にしてからは相談そのものがなくなりました。そこで現在は、月に1回土曜日の午後に近くの公園に行き、「出張まちの保健室」として活動しています。無印良品のまちの保健室チームや広島大学の医学生らと協力し、通りすがりの人々とコーヒーを楽しみながら談笑し、相談に応じています。「もしバナゲーム」と呼ばれるACP（アドバンス・ケア・プランニング）のカードゲームも、参加者から好評を得ています（コラム参照）。

　「まちの保健室」の利点は、どなたでも気軽に相談できる点にあります。しかし、訪れる人々が「何を相談すればよいのか」を具体的に理解しづらいという課題がありました。この点を改善するため、高齢者にとって切実な関心事である認知症に焦点を当てることにしました。

　具体的には、「認知症カフェ」という形で、認知症の方やそのご家族が気軽に相談できる場を提供しました。しかし、「認知症」というラベルへの懸念から、利用者が限定される傾向にありました。

　そこで、「認知症予防もできる！　つながるカフェJaro」と名称を変更し、より気軽に参加しやすい環境を作りました。結果として参加者が増加し、診断・治療のための認知症外来を受診する方も見受けられるようにな

りました。また、認知症の可能性があるものの医療や介護サービスを利用していない方々への適切な支援を目的に、様々な専門職と行政が連携する認知症初期集中支援チーム（通称オレンジチーム）を設立しました。詳細は第3章で触れています（→ P.114）。

　高齢者の数が増え、それに伴い在宅療養者の数も増加する中で、介護を担う人々の負担も大きくなっています。私たち**在宅医療従事者は、介護者のケア、すなわち「Care the Caregiver」にも注力する**必要があります。訪問診療を行い、介護者への慰労の言葉を伝えることは重要ですが、それだけでは十分ではありません。介護者が実感できるサポート体系を構築し、必要な情報を提供することが求められます。

　このために、私たちはレスパイトケアを提供する有床診療所を開設しました。医療依存度が高い患者さんをレスパイト入院として一時的に預かることで、介護者が介護から離れて休息を取れる時間を確保することができます。また、Jaroカフェでは、介護者同士が経験や悩みを共有できる「ケアラーサロン」を開催し、ハンドマッサージなどのリラクゼーションも提供しています。私たち自身が直接すべてを行う必要はなく、**地域の社会資源を活用し、適切な情報を提供すること**も、**大切な役割**だと思います。

　介護者が自身も高齢である場合や認知症を抱えている場合があり、これを「老々介護」や「認々介護」と呼びます。これらの状況では、日々の生活が非常に微妙なバランスで成り立っており、片方が入院したり亡くなったりすると、生活が急速に困難になることがあります。私たちは、**訪問診療を受けている患者さんだけでなく、その配偶者にも注意を払い、介護保険サービスの早期導入を含む様々な支援策を提案する**ことが必要です。さらに、患者さんの家族構成を把握し、どの程度のサポートが期待できるのかを事前に整理しておくことも大切です。**ご家族からのサポートが期待できない場合には、成年後見制度をはじめとする適切な支援策を講じること**が重要となります。

　患者さんの子どもやその配偶者、または孫が介護を担う場合、仕事、家事、育児など多忙な日々の中で親や祖父母の世話をするため、非常に厳しい状況に直面しています。そのため、職場で介護休業や育児休業を取得しやすい文化の醸成が重要です。その第一歩として、私たち、そして読者の皆さまの職場においても、休暇を取りやすい環境を整えることが大切だと思います。また、広島市では、「ファミリーサポート」という制度を通じて、子育て支援のために一時的な預かりサービスなどを提供しています。このような援助を希望する人と、支援を提供したい人を結びつける仕組みは、多くの人々にとって大きな助けとなっています。

　以上のように、在宅療養者だけでなくその背景にも注目するということは、在宅療養予備軍である元気な高齢者および様々な世代の介護者やそのご家族にまで目を向けることを意味します。では、どのように取り組めばよいのでしょうか。

　私たちは「10％にコミットする」というスローガンのもとに活動しています。この10％とは、社会の様々な少数派—貧困、孤食、発達障害、精神疾患、身体障害、不登校、虐待、LGBTQ+、外国人、育児中の家庭、シングルペアレント、要介護者、フレイル（虚弱）、認知症、老々介護、認々介護、介護者、薬物依存、受験生、失業者、退職者、末期がん患者などを指します。

　まずは、目の前の一人一人の困り事に誠実に対応していくことから始めます。そのうえで、上記のような10％の背景が問題となっているのであれば、以下のアプローチを試みます。

　まず、その人が直面している社会課題を明確にします。次に、その課題がどうなることを目指すのか、そのためにどんな介入を行うのがよいか検討します。　表1　は私たちが実際に行っている取り組みの例です。これらを医療業務の片手間で行うのは困難なので、リンクワーカーを雇用し共に活動しています。リンクワーカーは、人と人、人と何か（　表1　のような取り組みや地域社会資源など）をつなぐ（リンクする）役割を持ちます。

人々がつながりを持つことで笑顔になれるよう、在宅医療の枠を越えた取り組みを推進していくことが、今後ますます重要になると考えています。

表1　社会課題に対する取り組み

社会課題	目指す状態	取り組み
子どもの孤食、貧困	誰かと共に食事をする	こども食堂
どこにもつながっていない認知症	医療や介護とつながる	オレンジチーム
子育ての悩み、疲労	同じ悩みを持つ人々との交流を通じて不安や疲労を軽減する	離乳食教室、ベビーマッサージ教室、絵本講座、先輩ママとおしゃべり会
癌終末期や障害による活動制限	旅行など、やりたいことを実現する	願いのオーダーメイド
介護者の悩み、疲労	同じ境遇の人々との対話を通じて不安や疲労を軽減する	ケアラーサロン　レスパイト入院
認知症にどう関わればよいのか家族がわからない	専門家に気軽に相談できる	認知症カフェ

コラム｜もしバナゲーム

ACP（人生会議）は大切ですが、「あなたにとって大切なものは？」、「人生の最後をどう過ごしたい？」という話を面と向かってするのは難しいですよね。そこでお勧めなのが「もしバナゲーム」です。「家で最期を迎える」、「医療機器につながれていない」、「痛みがない」、「やり残したことを片付ける」、「誰かの役に立つ」、「ユーモアを持ち続ける」などが書かれた35枚のカードを使って2〜5人でゲームをします。諸々の手順を経て、各プレイヤーにとって大切な3枚が手元に残ります。その後、それぞれのカードについて選んだ理由を共有します。まちの保健室などで今まで100名以上の方とプレイしましたが、ゲームをした方は老若男女を問わず「楽しかった」、「やって良かった」と話されます。Amazonなどで購入できますので、皆さんもぜひやってみてください。

（横林賢一）

第3章

在宅医療専門医に
求められる能力
（在宅フェローの学びの記録から）

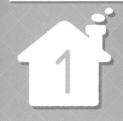

1 ポートフォリオとは

　日本在宅医療連合学会が認定する在宅医療認定専門医（以下、在宅医療専門医）になるには、在宅医療研修プログラムを修了し、試験に合格する必要があります。在宅専門医試験は、ポートフォリオの書類審査、筆記試験（多肢選択式問題）およびポートフォリオ面接（ポートフォリオのプレゼンテーションと質疑応答）で構成されます。「ポートフォリオ」という用語に馴染みのない方も多いでしょう。ポートフォリオとは、「学習者とメンター（指導者）が共に作り上げる、学習と評価が密接に結びついた学習・評価方法」を指します。いわば、従来の専門医試験で求められるレポートの進化形と考えていただければと思います。

　在宅医療専門医になるためには、約50の特定領域における能力が求められます。これらの領域には「認知症」、「疼痛管理」、「急性期対応」、「褥瘡とフットケア」、「臨死期のケア（看取り）」、「グリーフケア」、「非がん疾患の緩和ケア」、「介護保険制度」、「多職種との協働」、「延命治療の選択」、「在宅医療の質の改善」、「経営」、「困難事例への対応」などが含まれます。これらは、質の高い在宅医になるために選ばれた重要な50領域です。

　ポートフォリオでは、これらを「エントリー項目」と呼びます。在宅医療研修プログラムでは、これらのエントリー項目を念頭に置いて研修が行われます。エントリー項目を意識すると、指導医が在宅フェロー（在宅医療プログラムの専攻医）の未経験領域を考慮して、適切な患者を割り当てることができます。これにより、在宅フェローは必要な領域を網羅的に経験できます。「学習者とメンターの共同作業」とは、学習者だけでなく、指導医も積極的に関わることを意味します。

研修では、後述する振り返りを通じ、ポートフォリオの作成を支援します。成果物（ポートフォリオエントリー項目）の完成に向けて、在宅フェローと指導医が共同で取り組むことで、専門医として必要な能力が身につきます。提出されるポートフォリオには、事例と考察が含まれ、考察には文献的考察に加え、理論的基盤や指導医・多職種からの助言、自己省察も含まれます。ポートフォリオを用いることで、学習者の態度やプロフェッショナリズム、実際のパフォーマンスの評価が可能になります。

　図1 および 図2 は、2022 年に当院の在宅医療研修プログラムを卒業したＹ先生の実際のポートフォリオです。A3 用紙で提出されるため、ここでは小さく見えると思いますが、その雰囲気を感じていただければ幸いです。

　次のページから、Ｙ先生が提出したポートフォリオエントリー項目（認知症、悪性腫瘍の症状管理、疼痛管理、高齢者のポリファーマシー、意思決定支援、摂食・嚥下障害、医療保険制度、多職種連携、呼吸不全、入院適応、複雑事例への対応、家族ケア、地域づくり、難病制度）について解説します。

　グレーの背景部分は、各領域の理論的基盤やモデルを示しています。在宅医療では患者さんやご家族のナラティブ（物語）が重要ですが、理論やモデルも同様に重要です。聞いたことがない理論やモデルがあれば、ぜひ調べてみてください。

図1　摂食嚥下障害・口腔内の問題アプローチ

【Cover Letter】
食事は単なる栄養の摂取に留まらず、QOLの保持や精神的なケアにも関与し、患者や家族にとって生活から切り離せないものである。在宅医療の目的は、生活の場において、「その人らしく生きること」を支援することであり、食支援は在宅医療において大きな役割を担う。口から食べるバランスチャート（KTBC[4]）による包括的評価を行い、薬剤有害事象への対応、訪問歯科連携を通じて、在宅患者に対する食支援を行ったので報告する。

【事例】各事例と初回評価内容

	事例1 97歳女性	事例2 84歳女性	事例3 87歳女性
基礎疾患	アルツハイマー型認知症（FAST：7c）、繰り返す尿路感染症	脳梗塞後、右不全片麻痺	脳出血後、右不全片麻痺、胃瘻造設状態、認知症（FAST：5）、慢性心不全、心房細動
ADL	移動：車椅子移動で移乗は全介助、食事：全介助、排泄：オムツ	移動：車椅子移動で移乗は全介助、食事：全介助、排泄：トイレで全介助	移動：後方介助、食事：ミキサー食、胃瘻から経管栄養、排泄：見守り～軽介助だが失禁もある
環境	左大腿骨骨折、左橈骨骨折治療後に、老健に2年以上入所していたが、家族の希望で自宅での生活を再開 長女と次男が交互に住み込みで介護 次男「骨折・老健入所前はもっと食べていたのに・・・もともと45kgくらいあった」 要介護4、訪問介護（調理）6回/週、デイケア2回/週、訪問看護1回/週	9年前に脳梗塞を発症後、外来通院継続していたが、家族の希望で在宅診療へ移行 夫と2人暮らし、夫「食事量が減って痩せているのが気になる」 要介護4、デイケア3回/週、訪問看護2回/月	脳出血治療と胃瘻造設で入院治療後、自宅退院して間もない 長女夫婦と3人暮らし 要介護3、デイサービス1回/週、訪問看護・リハビリ4回/週
心身の医学的視点	尿路感染症を繰り返し起こしている。左橈骨遠位骨折の保存的治療後で、左上肢関節の拘縮あり。右上顎の残根2本に齲歯あり。覚醒状態によって、食べる意欲に動揺性がある。	全身状態は落ち着いているが、たまに嘔吐がある。残存歯は左下顎の2本のみで「下の前歯が痛い」と訴えあり。傾眠的で活気はなく、食べる意欲は低い。	心不全伴う易疲労あり。頻回な下痢をしている。入院中に「義歯が合っていない」と指摘され、退院後も外したまま食事している。入院中は、拒食を認めることがあり、食べる意欲にはムラがある。
摂食嚥下の機能的視点	咬合がないため咀嚼は難しい。嚥下可能だが、しばしば誤嚥やむせ込みがある。口にスプーンを近づけると開口するが、覚醒状態が悪い時は、促しや声掛けしても、うとうと眠ることがある。	咬合がないため咀嚼は難しい。嚥下可能で、むせはほとんど見られない。高次脳機能障害による注意障害あり、長時間の食事は難しい。	脳出血後に嚥下機能障害を指摘され、胃瘻造設された。口腔周囲の動きは概ね良好。入院中は、大声を出して不穏になったり、傾眠になったりすることがあった。
姿勢・活動的視点	介助により車椅子に移乗して食事するが、姿勢の崩れあり、長時間の座位保持は困難。円背のため頸部は伸展。自力摂取はできず、家族による食事介助。デイケア時を除いて、ベッド上で主に過ごしている。	介助により車椅子に移乗して食事する。耐久性低下に伴い、姿勢は不安定。右片麻痺（利き腕：右）のため自力摂取は行っておらず、夫による食事介助。デイケア時を除いて、1日のほとんどを臥位で過ごしている。	車椅子に移乗し、一定時間は食事やテレビ観賞することができる。覚醒状態が良い時は自力摂取可能。外出はデイサービスのみで、自宅では日中も寝たり起きたりを繰り返す。
摂食状況・食物形態・栄養的視点	訪問介護士が作るミキサー食を食べる。身長：150cm、体重：39.7kg、BMI：17.6。Alb値：2.5g/dl、MNA-SF：3点。	市販のやわらか食、きざみ食がメインで、生の食パンやシュークリームも食べる。1日2食摂取。身長：142cm、体重：30kg、BMI：14.9。Alb値：3.5g/dl、MNA-SF：4点。	少量の経口摂取は可能だが、経管栄養がメイン。食形態はミキサー食。身長：150cm、体重：54kg、BMI：24。Alb値（胃瘻造設前）：2.9g/dl、MNA-SF：9点。

「事例1におけるKTBC[4]使用による包括的食支援の結果」
食事量低下・低栄養の病因として、経過や全身状態、採血などの評価から、感染症や外傷などの急性炎症や、癌やCOPDなどの慢性炎症によるものではなく、摂食嚥下障害や認知症によるものであると考え、介入によって食事量が改善し得ると判断した。
KTBC[4]では、13項目それぞれを評価指標に基づいて1～5点でスコア化し、レーダーチャートを作成する。摂食嚥下機能に限らず、全身状態や食べる姿勢、栄養状態など経口摂取に関わる多様な因子を評価する[4]。
上記表の初回評価に基づいて、薬剤調整や訪問歯科連携の後に、ミールラウンドを行ない、介入後の変化は図1のようになった。高度認知症や左上肢の完全拘縮などは不可逆的な病態のため、摂食嚥下機能や姿勢、食事動作の改善には至らなかった。しかし、抗認知症薬中止による認知機能・意欲の上昇と、歯科処置による口腔状態の改善した。それに伴い、食事量は増加し、体重：39.7→41.0kg、Alb値：2.5→2.9g/dlに改善。その結果、反復していた尿路感染症を起こさなくなり、全身状態も落ち着いた。
KTBC[4]による多面的な評価→評価に基いた介入→介入効果を判定・振り返ることで、質の高い食支援を行うことができた。

図1 KTバランスチャート（事例1）

【考察】
「薬剤有害事象による摂食・嚥下への影響」
事例1～3に共通する状態として、傾眠があった。また、事例2では時おり嘔吐を認め、事例3では慢性的で頻回な下痢があった。

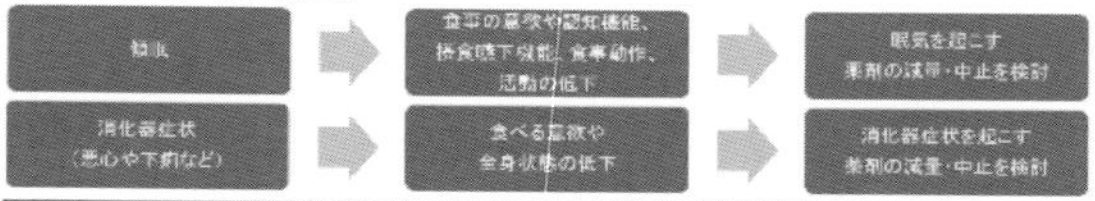

事例1	高度認知症に対してドネペジルが漫然と投与継続されていてた。ドネペジルが覚醒不良に影響を与えている可能性を疑い中止したところ、ドネペジル中止後早期に意識状態に改善が見られた。
事例2	脳梗塞に対する脳血管吻合術直後に1度起きた症候性てんかんに対し、再発予防目的にフェニトインが長期投与されていた。フェニトインの副作用として、眠気や悪心・嘔吐が報告されており、術後から9年間てんかん発作なく経過していたので、フェニトインを徐々に漸減し、発作の再発がないことを確認して中止した。徐々に覚醒時間は延長し、長年脳梗塞後遺症による影響と思われていた構音障害も改善して、会話が行えるようになった。時おり認めていた嘔吐も消失した。
事例3	紹介元病院入院中の不穏症状に対してクエチアピンが処方されていた。入院中に認めたせん妄は、自宅退院してからは改善しており、クエチアピンを中止したところ、食欲のムラは改善した。慢性水様下痢については、ランソプラゾールによるcollagenous colitisなどの顕微鏡的大腸炎を疑った。ランソプラゾール中止後に下痢症状は落ち着いた。

いずれの事例においても、経口摂取量低下の要因の1つとして薬剤有害事象を認めた。薬剤による経口摂取阻害要因には、上記の傾眠や認知機能低下、消化器症状の他に、口腔内乾燥・口内炎やせん妄、パーキンソニズムなどがある[1]。KTBCの各アセスメントを参考に、摂食量低下の要因を挙げ、その要因に薬剤有害事象が関与していないかを考えることが重要である。

「口腔状態、医科歯科連携について」
高齢者の食事量低下の理由の1つに口腔内の問題がある。口腔内を観察し、いずれの事例も歯科的診療・処置が必要な状態と考えられたため、訪問歯科と連携して対応を行った。

事例1	右上顎の6番・7番に慢性根尖性歯周炎を認め、局所麻酔下で抜歯処置を行なった。歯肉の炎症性腫脹は軽快し、口腔環境が改善された。家族へ口腔ケアの指導も行ってもらった。
事例2	上顎は無歯顎で、下顎は左側の2番・3番のみ残っていた。2番は残根状態、3番は歯冠はないが動揺を認める状態で、歯肉の腫脹・発赤・出血を認めた。歯痛の原因は歯周炎と診断され、定期的な口腔ケアを行い、口腔衛生状態の改善を図った。
事例3	もともと義歯を使用していたが、合わなくなってきたため使用していない状態であった。義歯を新製し、調整後しばらくしてから、ミキサー食から家族と同じ常食を摂取できるようになった。

抜歯や義歯調整、口腔ケアなどの歯科的治療を行うことで、いずれの事例においても口腔内の状態を改善することができた。歯科の外来受診率は75歳以上で、急激に低下するという報告がある[2]。口腔内の不調を自覚しにくいことや認知症などのために伝えられないことが受診率低下の要因として考えられる。訪問診療を受ける患者の約9割が75歳以上の後期高齢者である[3]ことと合わせて、食事量低下を認める患者のみならず、在宅患者の多くに口腔ケアニーズが眠っている可能性がある。患者の口腔内の観察を怠らず、必要に応じて訪問歯科との連携を行っていく。

【Next Step】
KTBC[4]は、各評価項目をレーダーチャートにプロットし、それらをつなぐことで図1のように可視化できる。可視化することで、対象者の強みと弱みを直感的に伝え、全体像を把握しやすので、多職種間の連携や情報提供、地域連携ツール、患者本人・家族への説明などに有用である。スタッフや家族などが協力して取り組んだ結果を共有し、関係者の食支援のやりがいや達成感も大切にしていきたい。

【参考文献】
1) 榎本 貴一：薬剤からみた食べるためのアプローチ. 治療, 104: 278-281, 2022.
2) 厚生労働省: 在宅医療の現状について. 2022. https://www.mhlw.go.jp/content/10800000/000909712.pdf
3) 厚生労働省: 歯科医療. 2017. https://www.mhlw.go.jp/file/05-Shingikai-12404000-Hokenkyoku-Iryouka/0000166451.pdf
4) 小山珠美：口から食べる幸せをサポートする包括的スキル; KTバランスチャートの活用と支援. 医学書院, 東京, 12-94, 2017.

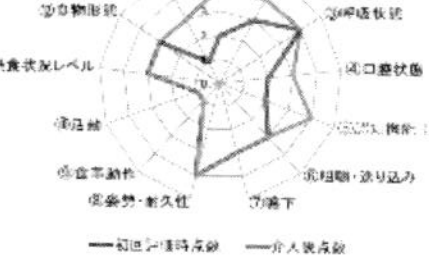

図2　高齢者のポリファーマシー

【Cover Letter】
高齢者は併存症が多く、多剤併用になりやすい。在宅医療への移行時は、これまで様々な医療機関、診療科を受診していていた患者の処方を一元化し可能化できる、多剤併用を是正しやすい場といえる。患者中心のポリファーマシー対策のため、医療の質の向上において把握しやすい在宅医療において是正する。

【事例】
94歳　女性　認知症
既往歴　S状結腸部癌術後（ストーマ造設状態）、肺塞栓症（IVCにつき指摘）、未破裂脳動脈瘤、高血圧、糖尿病、慢性腎臓病、慢性肝障害　担当医、右上腿骨骨折、褥瘡前駆瘡
・経過　超高齢、高度認知症のため、外来通院が困難となったため、当院からの在宅診療を開始。初回往診時には長年から処方が多い件について把握する必要があった。1日の数によってかなり把握しきれる時間も多いため、薬剤を内服してもらうのにベッドの上で過ごしにくい状況で不満を感じているような様子もあり。生命予後を考慮すると内服による効果を減らしてほしいという思いがあり、また何回かにわたってもらいにくい減らせる薬剤が多く、患者の年齢や背景、生命予後、認知状態を考慮する必要があると考え、家族とも相談の上、最小限の処方を一緒に考えていた方がよかった。

前医処方内容
・クロピドグレル75mg 1T1× 朝食後
・アムロジピン10mg 1T1× 夕食後
・テルミサルタン40mg 1T1× 夕食後
・アトルバスタチン25mg 1T1× 夕食後
・プログリメピリド25mg 1T1× 朝食後
・グリメピリド1mg 2T2× 朝夕食後
・ウルソデオキシコール酸100mg 6T3× 毎食後
・酸化マグネシウム330mg 3T3× 毎食後

薬剤調整後
・テルミサルタン20mg 1T1× 朝食後
・プログリメピリド25mg 1T1× 毎食後
・ウルソデオキシコール酸330mg 100mg 1T3× 毎食後

図1　患者中心のポリファーマシー介入のステップ

【考察】
効果的なポリファーマシー対策として、National Health Service（イギリスの国営医療サービス）は患者中心のポリファーマシー対策の方法としてのステップの提示（Seven steps to managing polypharmacy in practice）を提示しており（図1）、これに沿って進めた。

(1) 患者・家族の処方意思に対する考えを把握する
認知症のため患者本人が把握できないことをかかりつけ薬剤を管理を行っていた。以前から患者本人とることを上で過ごしにくい状態におり、元のかかりつけ内科医に相談し頻繁になることもある。本人にとって必要な薬であるという説明や薬剤の調整は至らない多い、家族の考え方がかなり重要が多いのは本来の数が多いため、薬の見直しを行うことができなかった。

(2) 全体的なゴールを明確にする
超高齢、複数の併存疾患、未治療の肺塞栓、誤嚥性肺炎、ADL低下があり、生命予後を考慮すると、日常診療において日常のゴールとことのゴールを把握する必要があると考え、家族とも相談上、スクリーニングツールとしてBeers criteriaやSTOPP/START criteriaなどの具体的な薬剤名が列挙され、スクリーニングツールにて臨床現場でも使用しやすい。しかし、本事例の服薬リストは明示的な薬剤とは合わまれない薬剤が多く、より低用量も必要であるので、下記のような減薬の適切性を判断した。

(4) 患者のおかれた状況の中でリスクと利益を評価する
過去に把握された多数の経験があり、便秘薬にも本剤のコントロールの継続は必要がある多いといている。一方で、活動性がある便秘コントロールの継続は必要があるため、生命予後・認知状態を考慮した治療目標を目指すことに対する理解も良好で、不適切な処方の内服による副作用の少ない薬剤については漸減中止を総合していく方針とするようであった。

(5) 中止・減量・継続・開始について合意する
上記のステップで、家族は服用は中止を望んでいる。いかもしれない薬物である程度はいかない薬剤に関する合意・調整が合意形成あるのか、中止に関する合意形成ある。一度が不適切な変化が起きるか把握し減量によるものを明確にしてもらえると、結果的に、クロピドグレル・アムロジピン・グリメピリドを中止とした。クロピドグレル・アムロジピンの中止を検討した。

(6) 患者家族以外の関係者に薬の変更について知らせる
訪問看護師看護指示書・訪問指導薬情報提供書、居宅療養管理指導を通じて、患者に関わる多職種間、介護支援、介護支援に情報共有でき、血圧やHbA1cなどの経過モニタリングしている。

(7) 定期的にモニター・見直し・調整する
薬の変更・中止後は、その後の変化を実施に沿わ不具合な状態が起こっていない。その後の処方に沿ステップや家族の状況や医療者の各側面について定期的に情報提供をしてもらうことができた。血圧やHbA1cなどの経過は引き続きモニタリングしている。

表1　減薬プロトコール [deprescribing protocol]

[Next Step]
今後、様々な場面でポリファーマシーが取り上げられ、本事例のように、患者・家族の方から積極的に減薬を希望される場合がある一方、これまで使ってこられた薬剤に対する全幅の信頼もある中で、これまで使ってこられてなんらかの薬剤の有害事象やリスクの可能性が高い場合もある患者・家族も多く、副作用の対時の有害事象を表やリスクなどのように、に抵抗を感じる患者・家族も多い。薬剤の処方意思をますます把握し、確かめられている状況を把握・管理すると、適切な情報提供を行った上で共有意思決定（shared decision making）を実施していただいている。

【参考文献】1) NHS Specialist Pharmacy Service Medicines Use and Safety. Seven steps to managing polypharmacy. 2) Cynthia M et al. Decision Making for Older Adults With Multiple Chronic Conditions. J Am Geriatr Soc. 2019; 67(4): 665-673. 3) Scott IA et al. Reducing inappropriate polypharmacy: the process of deprescribing. JAMA Intern Med. 2015; 175(5): 827-34. 4) 日本老年医学会：日本版 Beers criteria. 5) Intervov vs Standard Blood Pressure Control and Cardiovascular Disease Outcomes in Adults Aged 275 Years. JAMA. 2016; 315(24): 2673-82. 6) 日本老年医学会：高齢者高血圧診療ガイドライン2017.

薬剤調整

薬剤名	内容
プラザキサ／プラザキサ（ダビガトラン）	抗血小板作用が目的であることに変更になるかにあることについて実施に判断をしてみたところで、温和な薬効変更開始などとなった。温和な薬効変更や
クロピドグレル	リスクと併存疾患を考慮した日単位で投与する。
アムロジピン／アムロジン	「高齢者高血圧診療ガイドライン2017」を参考に、患者の併存・服薬状態から、HbA1c: 8.0%未満を目標コントロール値とした。HbA1c≦6.9%で
アトルバスタチン	高齢者の服薬内服状態について実施にあたってみたところで、患者の併存状態や
グリメピリド	認知症や服薬状態を考慮し140/80mmHg水準による血圧コントロールがなされた。
ウルソデオキシコール酸／酸化マグネシウム	便秘状態は良好、肝障害はほぼなく、酸マグネシウム自体を認めない

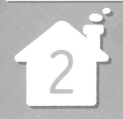

2 認知症：個別性を重視した認知症終末期ケアの実践

　認知症の終末期には、嚥下が困難になり、誤嚥性肺炎のリスクが高まります。しかし、日本には認知症の終末期における輸液に関する明確な診療指針が存在せず、患者さんとの意思疎通も難しいため、個々の患者さんに合わせた対応が必要です。**どの時点で認知症終末期と判断するか、本人が認知症である場合の意思決定をどのようにサポートするか、代理意思決定者（家族）のケアのポイントは何か**、という視点で以下のポートフォリオを御覧ください。

　蛇足ですが、**認知症は死ぬ病気です**。介護するご家族は、このとんでもなく大変な状況が一生続くのit:ではという錯覚に陥ります。しかし、認知症の平均余命は発症から8年（5～12年）であることを伝えると、多少なりともご家族の心の負担を軽減することができます。

事例

　事例1：98歳女性　認知症（FAST：6e）　　長男と2人暮らし　要介護4
　徐々にADLが低下し、意思疎通もできず、食事も摂取できなくなった。血液検査などで評価をしても治療介入できる病態は指摘できず、認知症終末期の状態と判断した。長男、ケアマネジャー、訪問看護師と意見交換を行い、本人の推定意思として苦痛を伴う侵襲的な処置や延命治療は望んでいないであろうという結論に達し、点滴は行わないまま、穏やかに自宅で永眠された。
　事例2：89歳女性　認知症（FAST：7e）　　長女夫婦と3人暮らし　要介護4

食事摂取ができず、認知症終末期と判断した。本人の推定意思ははっきりせず、家族の「何もしないのは可哀想だ」、「点滴をしないと死期を早めるのでは」という思いが強かった。点滴によって痰の増加や浮腫を引き起こす可能性があることを説明したうえでも点滴を希望された。本人にとっての最善と家族の心理的負担を勘案し、少量の点滴を行い、有害事象が生じた時点で点滴を終了する方針になった。点滴により痰の増加と四肢浮腫の増強を認めたため点滴を中止し、その2日後に永眠した。

事例3：95歳女性　認知症（FAST：7d）　　次女と2人暮らし　要介護5

　誤嚥性肺炎のため入院したが、食事摂取できなくなりPICCカテーテルを挿入された状態で自宅に退院した。自宅に帰っても食事摂取はできず、次女から点滴の中止の相談があった。「以前、父を自宅で看取ったが、そのときに自然な形で看取ることができてよかったと本人が話していた」、「会話はできないが、目が合うと笑ってくれるようにもみえる。そのような状態で点滴を中止してもよいのだろうか」と、自身の判断で中止することに不安を抱えていた。担当ケアマネである孫も交えて意見交換を行い、患者本人の価値観や希望に基づいた選択が望ましいこと、四肢の浮腫や痰の増量があり輸液の減量中止は医学的にも妥当であること、本人のために家族と医療者が皆で話し合って選択した方針であることを共有した。徐々に点滴を減量し、中止に至った7日後に家族に囲まれながら旅立たれた。

考察

1／認知症終末期の判断

　認知症の病期の判断としては、**アルツハイマー病の病期分類である FAST** を参考にした。「認知症の米国ホスピス適応基準」では、「**FAST ス ケール7c以上で、過去1年間に誤嚥性肺炎や腎盂腎炎などの既往があること**」、三宅の基準では、「**認知症により意思疎通・嚥下とも不能の状態**」**を終末期**としている。これらの基準を参考にしつつ、可逆的な器質的疾患がないかを侵襲の少ない範囲で確認（血液検査や薬剤歴、排便状況、口腔状態などを確認）したうえで、認知症終末期とした。患者が終末期に近い

状態であることを認識することで、治療のゴールを意識した話し合いを進めることができた。

2／意思決定プロセス

　意思疎通可能な段階でのACPが理想だが、認知症進行のため本人の意思確認が行えず、代理意思決定を必要とした。**人工的水分・栄養補給法（AHN：artificial hydration and nutrition）導入に関する意思決定プロセスにおける留意点**を参考に意思決定の支援を行った。患者・家族の価値観や人生に配慮し、見通しや医学的情報の提供、多職種も交えた十分な話し合いを行うことで、患者・家族にとってより良い終末期・最期へと繋がることを実感した。

3／代理意思決定者（家族）のケア

　代理意思決定による選択が患者に影響を与えることで、**代理意思決定者である家族に後悔や葛藤などの心理的負担を及ぼす可能性**があった。事例1では、AHNを導入しない方針となったが、その後も食事を摂ることができない状態に対して家族は悲観的になることがあった。事例2では、患者の生存期間の延長を目的に末梢点滴を行ったが、最終的には体液過剰をきたし家族の総意で中止とした。事例3では、患者の笑顔がまだ見られる状況での中心静脈栄養の中止に対して家族が葛藤を感じていた。「点滴を行い、延命することはできたが苦痛を生じる結果になってしまった」、「大きな苦痛なく最期まで過ごせたが、点滴の差し控え・中止から想定より早く亡くなった」など、いずれの事例においても、代理意思決定による患者の状態の変化が、代理意思決定者（家族）へ心理的負担を生じさせる可能性があった。**治療の開始・差し控え・中止によって今後起こり得る状態変化について、あらかじめご家族へ情報提供を行うこと、方針が一度決定した後も意思決定に至った過程について振り返り、何が本人の人生にとっての最善か繰り返し話し合うこと、そしてその選択に対し医療者が積極的に同意・支持すること**で、代理意思決定に伴う家族の心理的負担の軽減、より良いグリーフケアにつなげることができた。

3 悪性腫瘍の症状管理：コントロールしやすい症状、難しい症状

在宅医療専門医に求められる能力

3

悪性腫瘍の症状管理：コントロールしやすい症状、難しい症状

「認知症：個別性を重視した認知症終末期ケアの実践」では、在宅フェローの実際のポートフォリオを主に記述しました。ここからは各テーマに関する私のコメントをより多く取り入れ、紹介していきたいと思います。

悪性腫瘍の症状管理には、比較的コントロールしやすい症状と難しい症状があります。癌の終末期には疼痛、倦怠感、食欲不振、移動困難、せん妄、便秘・下痢、嘔気・嘔吐、呼吸困難、発熱、胸水・腹水など、様々な症状が出現します。**コントロールしやすいのは疼痛**です（難しい疼痛もあります）。疼痛管理については別のページで紹介します。**コントロールが難しいのは、倦怠感、食欲不振、移動困難、せん妄**です。他の症状（便秘・下痢、嘔気・嘔吐、呼吸困難、発熱、胸水・腹水）は診断と治療がうまくいけばコントロールは可能です。これら症状の詳細な説明と対応は、本書の趣旨と異なるため省略し、ここでは概略をお伝えします。

身の置きどころのない倦怠感や食欲不振は、ステロイドや補中益気湯が有効な場合もありますが、効果は限定的です。例えば皆さんがひどい風邪を引いて寝込んでいるときと同じような状況ですので、本人が望んでいない限り無理に連れ出したり食べさせたりしないほうが患者さんは楽に過ごせます。

移動困難で最も問題になるのは、トイレです。神経難病や老衰の経過と違い、癌の終末期は最期の1〜2週間で急速に動けなくなります。「どうしてもトイレで排泄したい」と考える方が多く、オムツやポータブルトイレの使用を拒否することがあります。「家族に下の世話をしてもらいたく

ない」という考えから入院を希望される場合もあります。しかし、**自力で
トイレに行けなくなった時点で余命はわずか1〜2週間であること**が多
いので、そのことをご家族に伝え、最期まで家で過ごすという患者さんの
希望を叶える方法を一緒に検討することが重要です。

　せん妄もコントロール困難でありご家族が受け止められず入院に至りや
すい症状の一つです。**急にせん妄が起こった場合は、高カルシウム血症、
感染症、薬剤などの影響が考えられるため、意識障害に準じた評価・対応**
を検討します。私は、**身の置きどころのない倦怠感やせん妄など、ご家族
から見て本人の苦痛が強そうにみえる場合に対応できるよう、ダイアッ
プ®坐薬をあらかじめ処方**しています。使い方は訪問看護師とも共有して
おき、初回の使用は訪問看護師を呼んで対応してもらうことにしていま
す。勝手がわかると2〜3回目以降はご家族で実施可能になることがほと
んどです。

　便秘の対応は、オピオイドを使用していればスインプロイク®を併用し
ます。マグネシウム製剤は内服の量と回数が多くなるため、**リンゼス®や
グーフィス®など1日1回の薬剤**を検討します。**下痢の原因で最も多いの
は便秘薬**と報告されているため、止痢薬を処方する前に便秘薬の減薬・中
止を試みます。なお、腸閉塞のリスクがあり止痢薬を使いにくい場合は五
苓散を試してみるとよいでしょう。嘔気・嘔吐は薬剤性や消化管閉塞の可
能性を考慮する必要があります。

　**呼吸困難は痰の多さがしばしば原因になっているので、点滴は最小限あ
るいは行わない方針**について患者さんやご家族と検討します。その他の対
策として、在宅酸素療法やオピオイドの使用があります。**オピオイドはオ
キシコンチンやフェンタニルではなく、モルヒネが効果的**です。モルヒネ
は、内服が難しければ坐薬を、坐薬も難しければ持続皮下注を選択しま
す。喉頭癌・咽頭癌などにより窒息が進行する病態のコントロールは極め
て困難なので、入院や鎮静が必要になります。

発熱は、肺炎、腎盂腎炎、蜂窩織炎、特発性細菌性腹膜炎（腹水がある場合）、カテーテル感染などの感染症および偽痛風を考慮して診察し、これらでなければ腫瘍熱を考えます。**腫瘍熱であればナイキサンで解熱傾向**となります。

胸水・腹水は、不要な点滴を控えるだけで軽快することがあります。例えば、癌性腹水の患者さんが飲食や点滴を行わない状態で1か月半過ごし、その結果、最期には腹水がなくなったケースもあります。利尿薬を使用する場合、ラシックス®単独よりも、ラシックス®とアルダクトン®を2：5の比率で投与すると胸水・腹水が減少しやすくなります。癌性腹水の場合は利尿薬でのコントロールは困難なことが多いので、エコーガイド下で腹水穿刺・排液を行います。

在宅フェローの症状管理のポートフォリオでは、下部消化管閉塞の事例を取り上げています。胃癌術後、腹膜播種、人工肛門造設状態の60代男性の患者さんが、嘔吐と誤嚥性肺炎のため総合病院に入院しました。小腸の閉塞を認めたため経鼻減圧チューブを留置したところ、嘔吐は改善しました。外科的なバイパス術やステント留置の適応はなく、経鼻チューブを留置したまま自宅退院となりました。本人は経鼻チューブに強い不快感を示し、リスクを承知の上で抜去することになりましたが、抜去後はやはり嘔気・嘔吐を繰り返しました。ステロイド投与による腸管浮腫の軽減・開通を期待しましたが、効果はなく、むしろ食欲亢進作用により「食べられないのに食べたい」状況になったため中止しました。次に、オクレオチド（消化管分泌を抑制し、同時に消化管からの水・電解質の吸収を促進することで、消化管の膨張・進展を緩和する作用がある）の持続皮下注射を行ったところ、嘔吐の回数が劇的に減りました。また入院中に使用されていたモルヒネ坐薬が腹部症状を増悪させると考え、フェンタニル貼付剤に切り替え、レスキュー薬をフェンタニル口腔粘膜吸収剤に変更したところ、腹痛・嘔気ともさらに軽減しました。

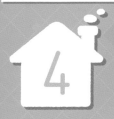

4 疼痛管理：疼痛コントロールの大まかな考え方

　第 3 章 3「悪性腫瘍の症状管理：コントロールしやすい症状、難しい症状」（→ P.91）で、疼痛はコントロールしやすいと書きましたが、実際は難しいことも少なくありません。ただ、痛みは最大の苦痛症状なので、**疼痛 0 を目指したい**という願いも込めてそのように記載しました。ここでは在宅疼痛管理の大まかな考え方を紹介します。

　比較的軽い痛みにはトラマドール、強い痛みにはモルヒネやオキシコドン、呼吸困難がある場合はモルヒネ、腎機能障害がある場合はオキシコドン、便秘や腸閉塞傾向がある場合はフェンタニルを選択します。内臓痛であればこれらで疼痛 0 を目指せますが、骨転移の痛みや神経障害性疼痛のコントロールはより難しいです。**骨転移の痛みは十分なオピオイドとNSAIDs を投与し、改善しない場合は放射線治療を常に検討**します。神経障害性疼痛は強オピオイドに加え鎮痛補助薬としてリリカ®を併用します。高齢者はふらつき・傾眠・嘔気が出現しやすいため、25 mg/ 日から開始し 1 週間毎に徐々に増量します。

　オピオイドを使用する場合は、急な痛みの悪化（突出痛）で使用できるよう**必ずレスキューを用意**します。レスキューは、今感じている痛み（突出痛）を取り除く目的で使うため、**速効性の薬剤を使用**します。**レスキューは定時投与しているオピオイドと同一成分の薬剤を原則選択**します（例：MS コンチン®の場合はオプソ®）。

　オピオイドを定時投与する場合もレスキューで使用する場合も、**効果は「痛み」と「眠気」で評価**します。痛みがなく眠気もなければ疼痛管理がうまくいっている証拠です。痛みがなく眠気があれば、オピオイドが過量なので

減量を試みます。痛みがあり眠気がなければオピオイドが足りていないので増量します。痛みがあり眠気もある場合は、現在使用している薬剤では鎮痛効果が期待できないため、改めて状態を評価し適切な薬剤を選択します。

　癌の末期では、経口摂取が困難になることも少なくありません。薬剤の経口投与が難しい場合、フェンタニル貼布剤をベースにフェンタニル舌下錠をレスキューとして使用し、舌下錠も困難であればモルヒネ坐薬のレスキューを使用します。疼痛コントロールが困難な場合は一時的に入院するのも重要な選択肢です。入院を望まない患者さんのためにモルヒネの持続皮下注を患者宅で実施できるよう、薬局と連携して準備をしておくことが重要です。それでも痛みがコントロールできない場合は、ドルミカム®の持続皮下注による鎮静を検討します。

　痛みには身体的な痛みの他にも**社会的痛み、精神的痛み、スピリチュアルペイン**があり、これらは密接に関わり合っています。**住み慣れた家で過ごすこと自体が、これらの痛みを緩和**しています。患者さんが最期まで家で過ごせるよう、在宅医は身体的痛みやその他の症状（→ P.91）の緩和に注力するとともに、傾聴を中心とした対話を大切に関わることが重要です。

　在宅フェローが取り上げた 50 代の腎癌多発転移の事例では、骨転移に対して NSAIDs とオピオイドの内服が行われましたが、症状が悪化したため、放射線治療を実施しました。これにより安静時痛は改善したものの、体動時の痛みは動く前にレスキューを使用してもコントロール困難でした。
　そこで骨格の安定性を意識した環境調整が重要と考え、痛みを起こす動作を避ける必要性を患者さんと共有しました。訪問リハビリの療法士と協力してベッドの変更や座り方、立ち方の指導を行うことで、大幅に疼痛を軽減できました。皮膚転移においては、出血が多く痛みが伴っていましたが、Mohs ペーストの使用で出血が減少し、処置頻度の削減により痛みが軽減されました。疼痛管理は適切なオピオイドの使用のみならず、放射線治療や環境調整、動き方の指導、Mohs ペーストなど、様々な選択肢を持っておくことが、患者さんの苦痛軽減につながります。

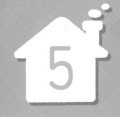

5 高齢者のポリファーマシー： 薬は足し算より引き算

　薬の処方において、医師は足し算を好む傾向があります。症状緩和や予後の改善を期待して処方することが多いですが、患者さんの「せっかく病院に来たのだから薬が欲しい」という求めに応じて処方することもあるでしょう。日本では、「薬を出しておきますね」と言って外来診療を終えることが一般的になっています。

　また、フリーアクセス制度のため、多くの病院を受診する高齢患者さんが同効薬を重複して処方されることも珍しくありません。**医師は足し算は得意ですが引き算は苦手**なため、薬は増える一方です。

　患者さん宅を訪問すると、薬がたっぷり入った大瓶を見つけることがあります。患者さんに理由を尋ねると「飲むと副作用で調子が悪くなるけど、病院の先生にはそんなこと言えないし、捨てるのは勿体ないので、こうやってためているのです」と話されました。**体調不良の約半数は薬の副作用によるもの**という報告もあり、医師は引き算を覚える必要がありそうです。**在宅医療への移行時は、これまで様々な医療機関・診療科を受診していた患者さんの処方を一元化し可視化できるタイミング**ですので、減薬のチャンスです。

　ただし、初回訪問を含め**しばらくは減薬しないほうがよい**でしょう。薬を減らすことは、処方が間違っていると前医を避難することになりますし、これまで頑張って内服していた患者さんの努力を否定することにもなります。また、体調が悪くなった時に「薬を減らしたからではないのか」と患者さんが不安になる可能性もあります。患者さんとの信頼関係が構築されてから徐々に減薬することをお勧めします。最終的には1日1回にま

とめることができると周囲も管理しやすくなります。

　在宅フェローは80代の認知症患者さんが訪問診療になるタイミングで、少しずつ減薬を試みました。NHS（イギリスの国営医療サービス事業）が提唱する**患者中心のポリファーマシー対策**に基づいて、**7つのステップ**（Seven steps to managing polypharmacy in practice）に従い薬の整理を行いました。

　7つのステップは、以下で構成されています。

　①患者・家族の処方薬に対する考えを把握する
　②全体的なゴールを明確にする
　③不適切処方の可能性のある薬剤を同定する
　④患者の置かれている状況の中でリスクと利益を評価する
　⑤中止・減量・継続・開始について合意形成する
　⑥患者・家族以外の関係者に薬の変更について知らせる
　⑦定期的にモニター・見直し・調整する

　③においては、不適切処方を同定するのに参考となる Beers criteria や STOPP/START criteria などの基準を用いました。結果、1日あたり8種類34錠の内服薬を3種類11錠まで減薬することができ、ふらつきの改善、食事摂取量の増加など患者さんによい影響がみられました。

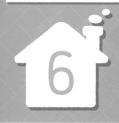

6 意思決定支援：ALS患者の胃瘻造設の選択

ALS（筋萎縮性側索硬化症）など神経難病と診断された患者さんの中には、在宅医療を開始する段階で既に「胃瘻造設・気管切開・人工呼吸器装着などの延命治療は望まない」と決めている方がいらっしゃり、その選択を在宅医も尊重する傾向があります。しかし、このような自己決定は、十分な情報提供のもとで、患者さんと医療者が話し合った結果として得られるべきです。

在宅フェローが担当した50代男性のALS患者さんの胃瘻に関する意思決定は、SDM（Shared Decision Making：治療方針決定に関して患者本人と医療者が共に参加する共同意思決定）の過程を経て行われました。昔の意思決定は、医師が方針を決定するというパターナリズム（強い立場にある者が、弱い立場にある者の利益のためだとして、本人の意志は問わずに介入・干渉・支援すること）に基づいて行われていました。一方、SDMでは、①少なくとも医療者と患者が関与すること、②両者が情報を共有すること、③両者が希望の治療について合意を形成する段階を踏むこと、④実施する治療についての合意に至ることを大切にしています。

この患者さんの情報提供書には「胃瘻や人工呼吸器装着の希望なし」とだけ書かれており、決定までの経緯は記載されていませんでした。在宅フェローはまず、病院の主治医からどのような説明を受け、どういう経緯で胃瘻や人工呼吸器装着を行わない方針になったのか確認しました。

すると、「病気の説明は受けたけどよくわからなかった。治らない病気だと聞いたので、延命治療はしないと答えた」と話しました。病気の一般的な経過や将来的に食事摂取や呼吸が難しくなることを改めて説明したう

えで、**患者さんの考え方を理解するため「今の話を聞いてどう感じましたか？」と尋ねました。**「空腹にずっと耐えないといけないのは嫌だし、息苦しくなるのも嫌。ただ、喋れなくなってまで生きていたいとは思わないので、人工呼吸器はつけたくない」と話されました。対話をする中で、人工呼吸器を使用したくない思いは明確でしたが、胃瘻については態度を決めかねていることがわかりました。

そこで、楽しめる範囲で経口摂取しつつ胃瘻を併用することで空腹感はなくなること、胃瘻から薬剤を投与することで呼吸困難の緩和を行いやすくなることを伝えました。そして**「どの治療法を選ぶか迷っているかもしれませんが、できる限りあなたが納得した治療法を選択できるようサポートしたいと思います」と伝え、患者さんとパートナーシップを築けるよう務めました。**

患者さんは、「こんなふうに話し合ったことはなかった。今すぐは決められないけど、胃瘻をどうするか考えたい」と話され、今後も意思決定支援を続ける方針で合意しました。

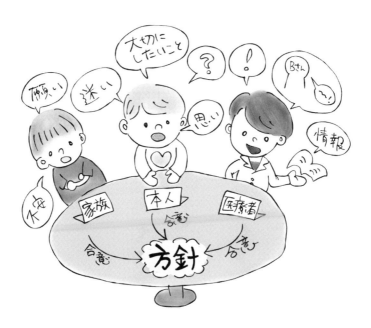

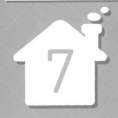

7 摂食・嚥下障害：最期まで口から食べるために

　多くの方は「最期まで口から食べたい」と願っています。にもかかわらず食べられないのは、ご家族や医療従事者など周りの人がリスクを恐れすぎていること、食べられない原因を見逃していることなどが考えられます。「**食べたいものを大きな声で言える人は食べられる**」という、永井康德先生（医療法人ゆうの森理事長）の格言があります。

　食べられなくなった患者さんがいたら「食べたいものはありますか？」と尋ね、「○○が食べたい」と大きな声で言えれば、周囲で積極的にサポートしましょう。**食べられない原因には、口腔内の問題（不衛生、口腔カンジダ、義歯が合わない）、嚥下の問題、食べさせ方の問題、食形態の問題、見た目や味の問題（味が薄すぎる）、薬の副作用などが考えられます。食支援は究極の多職種連携**と言われるように、患者さんが口から食べられるようになるために、多職種が力を発揮し連携することが必要です。

　当院では、医師、看護師、介護士、管理栄養士、作業療法士（嚥下リハ学会認定士）、言語聴覚士、外部の協力歯科医師とともに「最期までお口から食べ隊」を結成し、食支援に取り組んでいます。経口摂取困難な患者さんの多くは歯科医師・管理栄養士の介入を受け、必要時には自宅でVE（嚥下内視鏡）も行います。自宅で摂食嚥下評価を行うリスクが高い場合は、摂食チャレンジとして入院下で評価・介入しています。食支援は自施設だけで完結することは難しいので、「最期まで口から食べる」ことに興味がある他施設との連携も重要です。

　さて、摂食嚥下障害のポートフォリオですが、在宅フェローはアルツハ

イマー型認知症、脳梗塞後遺症、脳出血後遺症の3人の患者さんにつき、**KTバランスチャート**（ 図1 ）を用いた評価と介入を行いました。このチャートでは、**食べる意欲、全身状態、呼吸状態、口腔状態、認知機能、咀嚼・送り込み、嚥下、姿勢・耐久性、食事動作、活動、摂食状況レベル、食物形態、栄養の13項目をそれぞれ1～5点で評価し、レーダーチャート**にプロットします。可視化することで対象者の「強み」や「弱み」を直感的に把握でき、情報共有も容易になります。

　3人の患者さんについてKTバランスチャートを作成して多職種で意見交換したところ、食べられない原因として薬剤性の要素が疑われました。それぞれドネペジル、フェニトイン、クエチアピンを減量・中止し、医科歯科連携で介入した結果、嚥下・栄養状態の改善を認めました。介入後にもプロットすることで前後を視覚的に把握できることもKTバランスチャートの優れた点の一つです。

　当院ではこのチャートを用いて在宅患者さんの嚥下・栄養状態を評価し、多職種でカンファレンスを行っています。インターネット上に簡単にプロットできる無料のサイトもありますので、ぜひ使ってみてください。

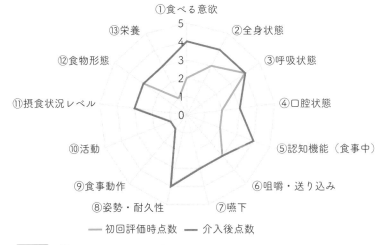

図1 KTバランスチャート

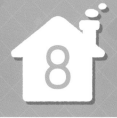

8 医療保険制度：全国在宅医療テストの実施

　在宅医療の制度は複雑で幅広く、理解するのは正直難しいです。一方で、制度を熟知し自信を持って患者さんに適切なケアを提供することは、質の高い在宅医療を実践するうえで重要です。在宅フェローは、**サービス担当者会議で主治医としての意見を求められた際、医学的な面に関する発言が主で、より良いケアプランやサービスを提案できていない**と感じていました。また、**院内の他職種とのコミュニケーションにおいて、制度に関する知識に個人差があるため、情報の伝達や話し合いが円滑に進まないことがある**とも感じていました。

　この問題を指導医と振り返る中で、在宅医療の制度を問われる全国在宅医療テスト（医療法人ゆうの森主催）を当院で実施することになりました。

　在宅フェローは院内スタッフにテストの受験を呼びかけましたが、初めはテストに対して消極的な人もいました。そこで、テストを通じて在宅医療の制度を学ぶ目的・意義について丁寧に説明し、成績優秀者には賞金を提供することでモチベーションを高めました。『たんぽぽ先生から学ぶ 在宅医療報酬算定』（南山堂）をもとに、学習動画や情報を院内のビジネスチャットツール（Slack）で共有し、学習促進とモチベーション維持を図りました。

　テスト後に行ったアンケートから、多くの受験者がテストを難しかったと感じていましたが、とても良い学びにつながっていることがわかりました（ 図1 、 図2 ）。また、【受験者の声】から、テストが受験者全員に良い影響を与えたことがわかりました。在宅フェローは、**多職種で協同する意識を高めることができた**、コロナ禍で食事会などの集まりが制限され

る中、職員全体のイベントとしてテストを実施できた、院内の共通言語として「5つの呪文」（→ P.116）を定着させ、地域連携室のテンプレートを改訂するなどシステムの見直しにつながった、と総括しています。

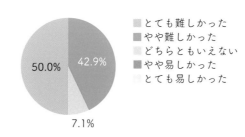

とても難しかった
やや難しかった
どちらともいえない
やや易しかった
とても易しかった

50.0% 42.9%

7.1%

図1 在宅医療テストの難易度

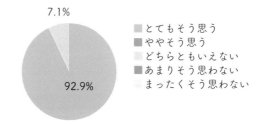

7.1%

とてもそう思う
ややそう思う
どちらともいえない
あまりそう思わない
まったくそう思わない

92.9%

図2 在宅医療テストは良い学びになったか

【受験者の声】

* 病棟看護師「入院患者に対しても、在宅医療の視点をもって考えることができるようになった」
* 医師「患者や家族により適切なサービスを提案できるようになった」
* 医療事務「系統的に学ぶことで知識の整理になった」
* 作業療法士「他部署の仕事に対する理解が深まった」
* 介護支援専門員「地域連携の場面で、負担額やシステムをスムーズに案内できるようになった」
* 外来看護師「テストを受験したスタッフと共通言語で話せるようになった」

9 多職種連携：地域ケア会議の実践

　多職種連携は、在宅医療において非常に重要です。医師は患者さんの医学的な側面に焦点を当てて診察を行うことが多く、また訪問看護師やケアマネジャーは医師が把握していない情報を持っていることがあります。これは、彼らが医師とは異なる視点から患者さんの生活を見ることができるからです。**訪問看護師は患者さんの日常生活に密接に関わり、ケアマネジャーは患者さんの社会的な背景や家庭環境、制度に詳しいです。**多職種が連携し情報を共有することで、患者さんをより包括的に理解し、適切なケアを提供できるようになります。

　多職種連携を実現するためには、顔が見える関係を築くことが重要です。そのためには、**退院前カンファレンスや緊急時のカンファレンスにZoomや文書ではなく、直接参加する**ことが望ましいです。

　癌の末期など不安定な状態の患者さんの場合、医師や看護師は頻繁に訪問するものの、ケアマネジャーの定期訪問は月に1〜2回に限られており、情報の把握に遅れが生じることがあります。そのため、**ケアマネジャーへの情報提供も積極的に行う**ことが大切です。また、医師への相談や報告を躊躇するコメディカルもいるため、組織内で医師への連絡を取り次ぐ看護師を配備することも一つのよい方法です。

　さて、在宅フェローの多職種連携に関するポートフォリオは、集合住宅に一人で暮らす高齢女性の幻覚症状や金銭トラブルのため、近隣住民やマンションの管理人が困惑している事例です。

　在宅フェローはこのケースをSturmbergらの分類（事例の複雑性を評価

する枠組み）に基づいて「Complex な問題」として扱い、「ひとまず状況を落ち着かせる」、「危機的な状況に陥らせない」ことを目標としました。

Patient Centered Assessment Method（PCAM：複雑性の評価ツール）を用いて事例を評価し、包括的に捉えた結果、「健康問題」、「住居・社会環境」、「サービスの調整」の３つのカテゴリーが、「すぐに実施」に該当し、これらを優先して対応する必要があると考えました。

それぞれのカテゴリーにおける問題を分解すると、未診断・未治療の幻覚症状（健康問題）、ご家族や住民の理解不足（住居・社会環境）、サービスに対する本人の拒否（サービスの調整）が事例を複雑にしている主な要因と考えました。

これらの課題に対して、医療・介護・福祉の多職種チームによる多方面からの事態の安定化に向けた働きかけが必要と判断し、地域ケア会議を行いました。専門職間の連携・協同を円滑に進めるために開発された**多職種連携コンピテンシー**（ **図1** ）を参考にミーティングを重ね、最終的には本人と地域住民の安全な生活を維持することができました。

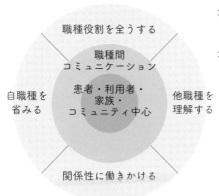

コア・ドメイン
　患者・利用者・家族・コミュニティ中心
　職種間コミュニケーション
コア・ドメインを支え合う4つのドメイン
　職種としての役割を全うする
　関係性に働きかける
　自職種を省みる
　他職種を理解する

図1　多職種連携コンピテンシー

10 呼吸不全患者への対応：ICF に基づいた呼吸リハビリテーション

　在宅フェローは、重度の COPD を持つ高齢男性の呼吸リハビリテーションに苦戦していました。呼吸リハビリテーションの必要性を説明しても本人にやる気がありませんでした。指導医との振り返りや書籍での学びを通じて、**ICIDH（国際障害分類）の「疾病が機能障害を生み、それが活動の制限や参加制約を生む（疾患→機能障害→活動制限・参加制約）」という一方通行な考え方**に基づく医学的アプローチが、リハビリテーションの進行を妨げている一因であると考えました。在宅フェローは、リハビリさえすればもっと楽になるのにと考えていましたが、リハビリだけでなく様々な角度から評価する必要があると気づいたのです。

　そこで、**ICF（国際生活機能分類）**のアプローチを採用しました。**ICF は、心身機能・身体構造、活動、参加の 3 つの生活機能と、環境因子、個人因子の 2 つの背景因子で構成されており、それらは相互に影響し合うと**考えられています。

　フェローは患者さんの主体性や意欲に関係する ▢図1 の個人因子に焦点を当て、本人と共に再入院予防と自立した在宅生活を行うという目標を設定しました。このアプローチにより、個人因子と ICF の各項目がよい影響を与え合い、生活機能全体の改善と QOL の向上を実現できました。

　通常、「体調不良の原因を取り除くことが回復への鍵」と考えられがちですが、フェローはその考えから脱却し、ICF モデルを活用したアプローチを成功させた点が非常に素晴らしいと思います。

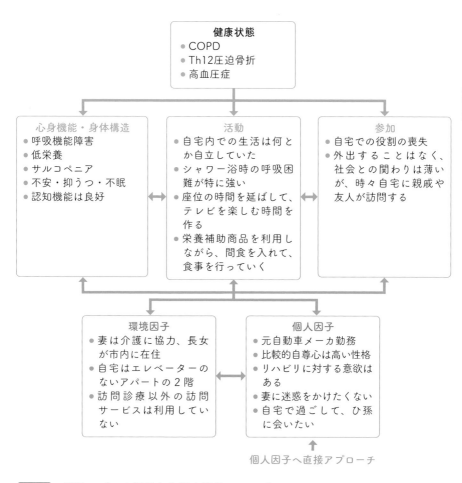

健康状態
- COPD
- Th12圧迫骨折
- 高血圧症

心身機能・身体構造
- 呼吸機能障害
- 低栄養
- サルコペニア
- 不安・抑うつ・不眠
- 認知機能は良好

活動
- 自宅内での生活は何とか自立していた
- シャワー浴時の呼吸困難が特に強い
- 座位の時間を延ばして、テレビを楽しむ時間を作る
- 栄養補助商品を利用しながら、間食を入れて、食事を行っていく

参加
- 自宅での役割の喪失
- 外出することはなく、社会との関わりは薄いが、時々自宅に親戚や友人が訪問する

環境因子
- 妻は介護に協力、長女が市内に在住
- 自宅はエレベーターのないアパートの2階
- 訪問診療以外の訪問サービスは利用していない

個人因子
- 元自動車メーカ勤務
- 比較的自尊心は高い性格
- リハビリに対する意欲はある
- 妻に迷惑をかけたくない
- 自宅で過ごして、ひ孫に会いたい

↑
個人因子へ直接アプローチ

図1 ICFモデルを活用した個人因子へのアプローチ

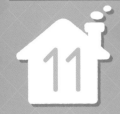

11 入院適応：短期間の入院を繰り返すという選択肢

　60代の卵巣癌末期の患者さんは、最期まで自宅で過ごすことを望んでいました。しかし、高齢で認知症を患う母親と2人暮らしでしたので、介護サービスを整えても自宅での療養は困難でした。

　この状況に対し、在宅フェローは入院のハードルを下げるという選択をしました。患者さんや母親の状態が不安定になれば気軽に当院に入院し、落ち着いたら数日で退院するという方法です。3回の入退院を経て、最期は当院で亡くなりましたが、できる限り長い時間を自宅で過ごすことができました。

　短期間の入院を繰り返す意義につき他の事例を調べたところ、国立長寿医療研究センターが**在宅医療チームと病院スタッフが一体となって運営する病棟（在宅医療支援病棟）を開設し、地域の在宅医療活性化に向けた活動を行っている**ことがわかりました。

　在宅医療支援病棟では、**入院のハードルを低く設定して病棟運営を行った結果、再入院率は高い状況でしたが、自宅退院率を高く維持できていました（図1）。**

　再入院の閾値を下げることにより「いつでも入院できる安心感」が生まれ、この安心感が自宅退院につながるのです。いつでも入院できる体制が整っていると、在宅医にとっても入院依頼のストレスが軽減され、患者さんにとってより適切なタイミングでの入院を提案しやすくなります。在宅療養支援病棟ではなくとも、在宅患者さんの紹介元の総合病院は比較的入院受け入れのハードルが低いので、有事の際は入院を依頼しやすくなります。退院前カンファレンスの際に、緊急時に入院を受けてもらえるかを確

認しておきましょう。

　もちろん、入院の敷居を低くすることがすべての患者さんに適切というわけではありません。入院のメリットは、高度な検査や治療を集中的に行えることです。デメリットは、生活から切り離されることによって、認知症が悪化したりADLが低下したりする可能性があげられます。その後の療養の質を下げる安易な入院は避けなければいけませんが、必要な入院を適切なタイミングで行わずに先送りすることもまた避けなければなりません。安易な入院と必要な入院については、　表1　を参照してください。

1）通常の病棟の場合

 長期入院、入所

何度も入院を繰り返すなら
長期入院、入所

2）在宅療養支援病棟の場合

いつでも入院できる安心感があるから、
在宅療養を継続できる

- 急性疾患から、レスパイト、看取りまですべてに対応
- 在宅医療スタッフの判断で入院できる
- 患者・家族の満足があれば、最期の場所はどこでもよい
- 在宅死は目的ではなく、結果である

図1　在宅療養支援病棟の入退院イメージ図

表1　安易な入院と必要な入院

	安易な入院		必要な入院
①	入院を回避できる手段があるにもかかわらず、十分検討されていない入院	①	在宅ではケアが困難であり、入院によってその後の在宅医療の質が上がることが予測される入院
②	公的介護ケア側が十分対応していない入院	②	介護者のレスパイトなど療養環境を整えるための入院
③	入院先の選定が十分考慮されていない入院	③	本人・家族が以前から療養先として希望した入院

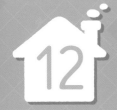

12 複雑事例への対応：生物・心理・社会モデルを用いたアプローチ

　健康問題はしばしば、**何らかの原因があって疾患や障害が生じるという生物医学モデル**に基づいた解決方法が試みられます。例えば、発熱と咳で受診した患者さんに検査をしてインフルエンザと診断し薬を処方する、などがこのモデルに沿った解決法になります。しかしこの方法では、ストレスや貧困など様々な要因が影響して健康問題が生じている場合に対応できません。

　この課題を解決するため、1977年に精神科医エンゲルによって提案されたのが、**生物・心理・社会モデル**です。このモデルでは、健康状態を生物学的、心理学的、社会学的な3つの視点から包括的に把握します。

　生物的要因には、遺伝やウイルスなどによる疾患、障害、外傷などが含まれ、薬物治療、手術、リハビリテーションなどが行われます。従来の生物医学モデルがこれにあたります。

　心理的要因には、ストレス、認知、信念による個人的要素が挙げられ、心理療法などで治療を行います。

　社会的要因には、貧困など経済状況、人種や文化、つながりの欠如などが含まれ、介護保険などの公的サポート、家族・友人などの非公的サポートの調整を行います。

　これらの要因は1対1対応ではなく、互いに影響しあう心身相関の関係にあります。心身相関とは、心理・社会的要因が身体的・生物的状態に影響を与えると同時に、身体的・生物的要因が心理・社会的状態に影響を与えるという、双方向の関係性についての概念です。

在宅フェローが担当した50代の男性患者さんは、副腎白質ジストロフィー（神経難病）、慢性疼痛、褥瘡、認知機能低下、不安や孤独感、独居、生活保護、親子関係の不和を認めており、それらが相互に関係しあって事態を複雑にしていました。フェローは、生物学的病態の評価に加え、患者さんの**ライフヒストリー**や周囲の状況を詳しく聴取しました。生物的、心理的、社会的要因を把握し、関係性の分析を行ったところ、「疼痛と精神的負担の緩和」、「親子間の適切な距離感の確保」、「母親の介護負担の軽減」を優先すべき介入課題（**レバレッジポイント**）と考えました。介護保険および身体障害者手帳の申請を行い、介護サービスの導入、多職種による支援、環境調整を行ったところ、 図1 に示すような好転を見せました。

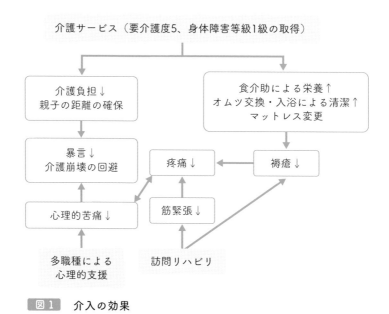

図1 介入の効果

13 家族ケア： 家庭内の意見不一致への対応

　認知症終末期の 79 歳の女性患者さんはベッド上寝たきりの ADL で、主介護者の長男の嫁とは、「食事が摂れなくなっても、経管栄養や輸液はしない」という方針で合意していました。

　しかし、ある日訪問に伺うと離れて住んでいる妹が待っており「点滴をしてほしい」との要望がありました。これは、**カリフォルニアから来た娘症候群**（これまで疎遠だった親族が、近辺の親族と医療者で長期間をかけて培われた合意に反して、患者のケアに異議を唱える状況）にあたります。

　この問題に対応するため在宅フェローは、まず 図1 のような**家族図**を作成しました。**家族図の作成は、関係性の理解と状況整理に役立ちます。**また、それぞれのご家族が**家族ライフサイクルのステージ**のどの時期に該当するのか考えることで、晩年期にあたる妹や巣立ち期後期にあたる長男嫁の背景を理解することができました。

　そのうえで、妹・長男夫婦・次男夫婦・医師・訪問看護師・ケアマネジャーで家族カンファレンスを行いました。**臨床倫理の 4 分割法**（ 表1 ）に基づいて、「医学的適応」、「患者の意向」、「QOL」、「周囲の状況」の項目について意見交換を行い、最終的には「点滴をしない」という方針で合意しました。

　病院では、ご家族の意見が分かれるとき「キーパーソンを指定し、その人と話を進める」という方法がよく取られますが、医学的知識のないキーパーソンに家族内の調整を依頼するのは正直酷です。

　家族図を書いて状況を整理し、家族ライフサイクルのステージを理解し、臨床倫理の 4 分割法を用いて家族カンファレンスをするという過程は

時間がかかりますが、もやもやが残りにくい結果につながると思います。

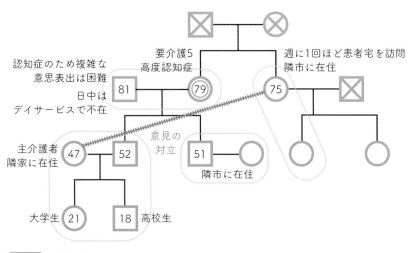

認知症のため複雑な
意思表出は困難
日中は
デイサービスで不在

要介護5
高度認知症

週に1回ほど患者宅を訪問
隣市に在住

81 79 75

主介護者
隣家に在住 47 52

意見の
対立

51 隣市に在住

大学生 21 18 高校生

図1 家族図

表1 臨床倫理の4分割法

医学的適応（medical indication）	患者の意向（patient preferences）
・FAST：7c 半年前に誤嚥性肺炎の既往あり→認知症の米国ホスピス適応基準に基づき認知症終末期と判断 ・食事量低下→血液検査、口腔内評価、薬剤評価にて大きな問題なく、認知症終末期による食事量低下と判断 ・認知症終末期であり、これ以上の経口摂取は望めない	・本人の判断能力はない ・事前意思確認はできておらず、本人の推定意思はわからない ・もともと食べることは好きだった

生活の質（QOL）	周囲の状況（contextual features）
・点滴をすることで水分と栄養を補充できるが、終末期の状態であるため、点滴をすることで痰が増え、苦しくなる可能性がある ・点滴は自己抜去やせん妄誘発のリスクになる	・認知症の夫と2人暮らし 夫は日中はデイサービスで不在 ・隣家に長男夫婦が住んでいる 主介護者は長男の嫁 ・週1回、隣市に住む妹が様子を見に来る ・長男嫁：点滴を含め延命につながる処置はせず、穏やかに旅立たせてあげたい ・妹：少しでも長生きしてもらいたいので点滴してほしい

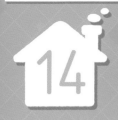

14 地域づくり：認知症初期集中支援チーム

　私たちのクリニックには、地方自治体から委託された**認知症初期集中支援チーム（通称オレンジチーム）**が設置されています。このチームは、認知症サポート医4名と専門職5名（看護師、保健師、作業療法士、介護支援専門員、精神保健福祉士）で構成されています。

　主な目的は、**認知症の可能性があるが、まだ医療や介護サービスを利用していない方々を適切な支援につなげること**です。例えば、大声を出す、頻繁に迷子になる、家から異臭がするなどの状況で、多くの場合は本人よりご家族や近隣住民が悩んでいます。

　これらの問題が地域包括支援センターに報告され、医療や介護のつながりがない場合にオレンジチームへ連絡が来ます。

　ほとんどの場合、本人からの自発的な医療機関受診は期待できないため、チームのメンバーが2名以上で自宅を訪問して話を聞き、関係者と協議して適切な対応を検討します。**関係性ができたチームメンバーが対象者を精神科受診につないだり、認知症サポート医が訪問して主治医意見書を作成したり、当院に併設されたカフェでの雑談を通じて外来受診を促すなど、多岐にわたる方法で医療や介護への橋渡しを行っています**（**図1**）。

　在宅フェローは、オレンジチームの活動を**地域志向のプライマリケア（Community-oriented primary care：COPC）**の手順に沿って実施しました。

　COPCは、地域の特定の健康問題に対処するために、医療サービスと公衆衛生の原則を統合したアプローチで、地域の健康状況を改善し、健康格差を縮小するための手段として用いられます。COPCのプロセスには、地域の健康問題の特定、必要な介入の計画と実施、そしてその成果の評価

と改善が含まれます。

　広島市中区における医療・介護につながっていない認知症患者の増加を地域の健康問題として捉え、オレンジチームの医療メンバーに加え、担当地域包括支援センター職員、広島市中区地域支えあい課職員、中区認知症地域支援推進員など公的機関のメンバーと共に月に２回のミーティングを開催し、対象者の情報収集、評価と介入を行っています。その成果の評価のためフェローが地域包括支援センターに聞き取りを行ったところ、「情報収集や会議の前にまず現場を訪問してほしい」、「支援終了後も困ることが多いので、引き続き相談に乗ってほしい」などの声が聞かれました。

　これを受け、相談を受けてから訪問までの日数の短縮と支援終了後のモニタリングを徹底し、問題再燃時の迅速な再介入を図りました。その結果、相談件数と実際の介入件数が増加しました。

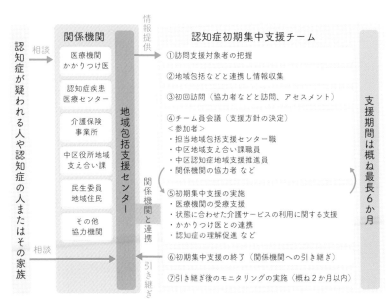

図1　認知症初期集中支援の流れ（広島市中区の例）

15 難病制度：
在宅医療の5つの呪文

　永井康徳先生（医療法人ゆうの森 理事長）が提唱する**在宅医療制度の5つの呪文**を紹介します。

　①年齢、②主病名、③ADL（日常生活動作）、④医療処置、⑤居住場所の5項目を確認することで、患者さんがどのような在宅サービスを利用できるのか知ることができます。

　「年齢」からは介護保険の要介護認定を受けられるか、医療保険の自己負担割合は何割か、「主病名」からは訪問看護の週4回以上の提供が可能になる特例を適用できるか、「ADL」からは在宅医療の適応となるか、「医療処置」からは長時間の訪問看護の実施が可能になるか、「居住場所」からはどんな医療・介護サービスを提供できるかなどがわかります。新規訪問診療の依頼があったとき、カンファレンスをするときなどには、5つの呪文を意識して患者さんの状況を把握しましょう。

　在宅フェローが作成した難病制度のポートフォリオでは、ALS、多発性筋炎、筋ジストロフィーをもつ3人の患者さんについて、在宅医療の5つの呪文を軸に考察しています。

● 54歳男性、ALS

　指定難病に該当し、特定医療費受給者証を交付されている。厚生労働大臣が定める疾病等別表第7に該当するので、訪問看護では医療保険を利用し、2か所の訪問看護ステーションから5回／週の訪問を行っている。65歳未満であるが、ALSは第2号保険者が介護保険の給付対象となる特定疾病に該当するので、介護保険サービスを受けることができる。疾患の進行に伴い介護保険からの訪問介護のみでは十分な介護サポートが得られな

くなってきたので、障害福祉サービスからの居宅介護を上乗せで支給して
もらうよう計画している。

70歳女性、多発筋炎

指定難病に該当し、特定医療費助成の対象となる。65歳以上で介護保険
からのサービスを利用している。身体障害者手帳1級を取得し区分6の認
定を受けている。もともとは介護保険からの訪問介護に加えて障害福祉
サービスから居宅介護（身体介護・家事援助）を上乗せで受けていたが、
気管切開術後は、喀痰吸引処置のため24時間体制での介護サービスが必
要となり、重度訪問介護740時間／月へ切り替えた。

33歳男性、筋ジストロフィー

指定難病に該当し、特定医療費助成の対象となる。65歳未満で特定疾病
には該当しないので、介護保険からのサービスを受けることはできない。
独り暮らしで、身体介護や家事援助の全てを訪問サービスに委ねている状
態だが、身体障害者手帳1級を取得し区分6の認定を受けており、障害福
祉サービスから多くの居宅介護を受けている。重度訪問介護で、月あたり
1か所の介護事業所から740時間／月の居宅介護を受けている。地域生活
支援事業の一つとして日常生活用具給付等事業があり、特殊寝台や特殊
マットを1割負担で給付されている。

フェローはポートフォリオとしてまとめる過程で、**介護保険サービスと
障害福祉サービスでは原則介護保険サービスが優先される**こと、**介護保険
制度と障害者総合支援法では同じ項目でもサービスの内容が異なる**こと、
**介護保険サービスのみで十分な介護を提供できない状況の場合、障害福祉
サービスから介護時間の上乗せ支給が認められる**こと、**訪問看護は医療保
険よりも介護保険が優先されるが疾患によっては医療保険を使用できる**こ
とを学びました。在宅医療制度においては、介護保険サービスに焦点が当
てられがちですが、5つの呪文に沿って患者さんの状況を評価し、適切な
制度を活用することが重要です。

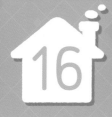

16 振り返りのススメ

　第3章では、在宅医療に必要な知識や理論、考え方を在宅フェローの
ポートフォリオを通じて紹介しました。フェローはもともと形成外科医
で、在宅医療は全く異なる領域であるため、ポートフォリオの作成は簡単
ではありませんでした。

　そこで、実際の臨床経験に加え、定期的な「振り返り」を通じて学びを
深めました。**フェローは月に1回、「できたこと」、「できなかったこと」、
「感情」、「次の1か月の目標」について指導医と振り返ります。**振り返り
では**「批判しない」ことが最も重要**です。また、指導医はフェローに「な
ぜそう思うのか」、「今後どうしたいか」と問いかけ、その文脈で必要な概
念や理論的基盤を伝えます。振り返りを積み重ね、まとめることで、ポー
トフォリオが形成されます。

　ここでは、月1回行われる在宅フェローの振り返りの一例を紹介しま
す。各項目は事前にフェローが箇条書きで記載しておき、それを見ながら
指導医と振り返りを行います。

できたこと

- 疼痛管理と家族ケアのポートフォリオが概ね完成した
- 全国在宅医療テストを職員と実施した
- 胃瘻造設の意思決定支援を行うことができた

フェロー ：「脳梗塞後遺症で経口摂取が難しくなっている患者さんに、胃
　　　　　　瘻の造設について説明しました。どうするか悩んでいたので

すが、造設後も経口摂取が可能であることや、具体的な手術方法について説明したところ、納得していただき胃瘻を造ることになりました」

指導医 ：「適切な情報提供により、患者さんとご家族は納得した決断ができたようですね」

フェロー ：「はい。病院での勤務時は、胃瘻造設が決定している患者さんに施術をしていましたので、意思決定の支援ができたことを嬉しく思っています」

指導医 ：「先生は、もし患者さんの立場だったらどうされますか？」

フェロー ：「自分だったら造らない選択をしますね」

指導医 ：「それはなぜですか？」

フェロー ：「食べられなくなったら、それは寿命と受け入れます。また、長生きして家族に負担をかけたくないという思いもあります」

指導医 ：「なるほど、先生にはそういう考えがあるのですね。しかし、今回は胃瘻を造る方向で進められました。情報提供は中立的だったのでしょう。医師には、考え方の癖があると言われます。私も先生と同じく自分だったら胃瘻は造りません。自分の考え方を知ったうえで、患者さんやご家族との対話を大切にしています」

フェロー ：「もし『先生ならどうしますか？』と聞かれたら、正直に答えてもいいですか？」

指導医 ：「よいと思います。患者さんやご家族が選択に迷うことはあります。主治医の意見を伝えることで、その意見に影響されることもありますが、それも一つの選択肢です」

フェロー ：「中立的な情報提供を心がけたうえで、患者さんとご家族が選択してくれたことは、先生方が言う通り良かったと思います。ただ、本当にそれが最善だったのか不安もあります。今後関わっていく過程で確かめていきたいと思います」

指導医 ：「素晴らしい視点です。胃瘻を含め、何かしらの選択をした際は、その後の関わりが重要です。もやもやを抱えながら関わり続けるところが、在宅医の醍醐味の一つだと思います。意

思決定支援には、**SDM（Shared Decision Making：治療方針決定において患者と医療者が共に参加する共同意思決定）**という方法があります（→ P.98）。これについて調べて、SDM を意識しながらの診療を行った結果を次回教えてください」

できなかったこと

● 吐血した患者さんを救急搬送したら DNR の確認をしていなかったので病院の医師に怒られた

フェロー ：「神経難病のため車いすの ADL の患者さんが先日吐血したため、救急車で総合病院に搬送しました。その病院の先生からDNR（心肺蘇生拒否）について問われたのですが、まだその話はしていなかったため、怒られてしまいました。患者さんは安定していたので、そのような話題は避けていました」

指導医 ：「なるほど。では、どのように対応すべきだったと思いますか？」

フェロー ：「事前に患者さんの延命治療に関する希望を聞いておくべきでした。ただ、いつ話すのが適切か難しいですね」

指導医 ：「確かに、ACP の話題を持ち出すタイミングは難しいものです。例えば、芸能人が重病になったり、ご親戚が救急搬送されたりといった出来事が話題になった際は、良い機会かもしれません。そのときに『もし自分がこの状況になったらどうしたいですか？』と聞いてみるのはどうでしょう」

フェロー ：「チャンスがあれば聞いてみます。病院勤務時は、高齢者が緊急入院すると、まずご家族に DNR について確認していました。多くの場合、事前に話し合いがなされていなかったので、怒っていた先生の気持ちは理解できます」

指導医 ：「では、先生は全員に DNR の確認をするべきだと思いますか？」

フェロー ：「病院の立場からはそう思いますが、患者さんの立場からは必ずしもよいとは思いません」

指導医 ：「それはどうしてですか？」

フェロー ：「そのときにならないとわからないこともあると思います。全員に延命治療について聞くのも、何か違うな、と」

指導医 ：「重要なポイントですね。ACP は DNR の確認だけではないです。『どんなふうに過ごしたいか』という思いを聞き、受け止め、変わることがあっても問題ないと伝えることが大切です。それでは、振り返ってみて、今後先生はどう対応したいと思いますか？」

フェロー ：「在宅の患者さん全員に『どのように過ごしたいですか？』と聞いてみたいです。延命治療の希望の有無を確認できていない状態で今回のように救急搬送され病院の先生に怒られたとしても、すみませんと謝ります。そして、患者さんはこういうふうに過ごしたいと話されていましたと伝えようと思います」

指導医 ：「大人！」

感情

- 癌患者さんの痛みのコントロールが前よりうまくできるようになって嬉しい
- 地域づくりや摂食嚥下障害のポートフォリオが手つかずなので焦る
- 在宅フェローは自分一人なので、他の施設の様子が気になる
- 通常業務、ポートフォリオ、家のことなどいろいろバタバタしていて睡眠時間が短くつらい
- 病院の先生に怒られて嫌だったけど、自分自身もイライラしているときにコメディカルに強く当たってしまうことがあり、後から申し訳なく感じる

指導医：「イライラするのは、個人が抱えるストレスに影響されることがあります。自分がどのようなストレスを抱え、その程度がどれくらいなのかを客観的に把握するために、**ストレスマウンテン**のサイトをチェックすることをお勧めします」

次の1か月の目標

- 認知症初期集中支援チームや認知症カフェなど地域づくりの活動に参加する
- 訪問歯科、管理栄養士と連携して食支援を行う
- 他施設研修を行う

　以上、在宅フェローの振り返りについてお伝えしました。**振り返りにおいて最も重要なのは「責めないこと」**です。振り返りは、自己成長とよりよい医療実践に向けた洞察を深めるための手段ですが、非難は自己開示を阻害し、有意義な振り返りを単なる報告に変えてしまいます。また、**指導医はすぐに解答を提供するのではなく、「どうしてそう思うのか？」と問いかけることに重点を置く**ことが肝要です。このような対話を通じて、フェローは自己認識を深め、新たな気づきを得ることができます。

あとがき

　本書を執筆するにあたり、私の医療人としての歩みを振り返る機会を得ることができました。医学生の頃、赤ひげ先生やドクターコトーのような町医者に憧れを抱いていました。しかし、医学部では町医者になるための具体的な道のりを学ぶことはできませんでした。そこで、まずは医師としての基礎体力を養うため、症例が豊富で指導体制の整った麻生飯塚病院（福岡）で初期研修を行いました。研修中、アメリカの家庭医の講演を聞く機会があり、自分の目指す医療に「家庭医療」という名前がついていることを知りました。家庭医療後期研修をCFMD（東京）で行い、西表島の診療所（沖縄）やOHSU（アメリカ）での短期研修を経て、日本で最初の家庭医療専門医になりました。様々な現場を経験する中で在宅医療につき深く学びたいと考え、在宅フェローとしてトレーニングを受けました。2010年に故郷である広島に戻った後、家庭医療・在宅医療を実践できる医師仲間を増やすべく広島大学病院家庭医療専門医養成プログラムを立ち上げました。その後、ハーバード公衆衛生大学院（アメリカ）に研究員として留学し、ソーシャルキャピタルや行動経済学を学び、人はどうすれば笑顔になれるのか研究しました。そして、2017年に夢であったカフェ併設有床診療所である「ほーむけあクリニック」を開設しました。

　当院の外来には7つ個室があります。患者さんは個室で待ち、医師や看護師が部屋を回ります。アメリカの家庭医療クリニックで一般的だったこのスタイルを取り入れることで、待合室での感染リスクを軽減し、待ち時間をヘルスプロモーションの機会にすることが可能になりました。

　在宅フェローをしていた頃、主治医として診ていた在宅患者さんに熱が出たとの連絡を受け、往診しました。幸い治療がうまくいき、改善しまし

たが、主介護者である奥さんから「また助かってしまったのですね。今回は熱が出たけど、最期を迎えてほしくて5日待ってから連絡しました。もう限界です」という言葉を聞き、深く心を動かされました。また、別の患者さんが総合病院に救急搬送され、非人間的な対応をされてつらかったという話を聞きました。これらの経験から、レスパイト入院や同じチームでの在宅・入院ケアの重要性を感じ、クリニックに個室を中心とした入院ベッドを設けることにしました。病棟の運営は大変ではありますが、入院病床があるおかげで患者さんや家族がより安全で快適な在宅生活を送ることができていると実感しています。

　Jaroカフェというコミュニティカフェを併設しているのも当院の特徴の一つです。ここでは、無料で相談できるまちの保健室、こども食堂、認知症カフェ、離乳食教室などを行っています。通常、医師は人々が「患者」となることで初めて仕事ができるため、町医者というよりは、病気やけがを待つ「待ち医者」とも言えるかもしれません。そこで、人と人とのつながりが健康や笑顔に寄与するというハーバード大での学びを基に、病気の有無に関わらず集えるカフェを併設しました。

　在宅フェロー時代に担当したある末期癌の患者さんの旅行サポートがきっかけになり、在宅患者さんの願いを応援する「願いのオーダーメイド」という活動を行いたいと思うようになりました。入院中の主治医から許可がでず、この患者さんが生涯の終わりに訪れたいと願っていた思い出深い場所へ行くことができずにいました。余命わずかでしたが願いを叶えるため退院することを決断し、在宅医療チームと協力して思い出の場所を訪れることができました。その後も様々な患者さんの声に耳を傾けると、癌や

寝たきりの方々、障害を持つ人々も、他の誰もが持つような願いを持っていることを知りました。孫の結婚式への参列、家族とのレストランでの食事、好きな歌手のライブへの参加など、患者さんの願いを支援することの重要性を痛感し、同じ思いを持つ仲間とともに「願いのオーダーメイド」という活動を始めました。現在は、クリニック内の「願い叶え隊」がこの活動を担っていますが、将来的には株式会社として運営することを目指しています。これは利益追求のためではなく、末期がん、寝たきり、障害などを抱える方々の願いをサポートすること、お一人様終活支援、認知症の成年後見制度など、社会的に必要でありながらサポート体制が不足している分野に焦点を当てるためです。補助金や寄付に依存せず成り立ち、広く社会に認知されることで、これらが当たり前の世の中になるよう努めていきたいと考えています。

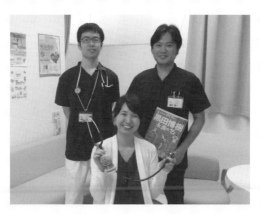

　この写真に写っているのは、左から塚本高裕先生、久保田希先生、そして私です。彼らは、私が2010年に広島大学病院で教員として勤め始めた際の医学生でした。塚本先生は当時6年生で「つかっち」、久保田先生は4年

生で「のんちゃん」と親しみを込めて呼んでいました。二人は、学生と私が
火鍋を囲みながら、将来の夢や直面している壁について語り合う「火鍋会」
の一員でした。高校生の頃から医師または教師になることを夢見ていた私
にとって、医師・教員として学生たちと勉強会を行ったり夢について語り
合ったりする時間は、とても充実していました。火鍋会の約30人のメン
バーは、大学卒業後、外科、小児科、産婦人科など様々な道を歩み始めまし
た。その中で、塚本先生は家庭医としてクリニックの創設メンバーとな
り、現在は副院長として大活躍してくれています。久保田先生も一時は当
院で家庭医として働いてくれ、この本の素晴らしいイラストを描いてくれ
ました。

　本書を執筆するにあたり、今までの学びや経験を整理することができ、
私の人生の棚卸しとなりました。この貴重な機会を与えてくださった金芳
堂の藤森祐介様には、心からの感謝を申し上げます。私の未熟な文章を理
解し、魅力的に表現してくれた久保田希先生、本当にありがとうございま
した。思いが先行しがちな私と共に歩んでくれ、患者さんの笑顔のために
尽力してくれている当院スタッフの皆様には、敬意と感謝の気持ちでいっ
ぱいです。また、喜怒哀楽を分かち合いながら常に私を勇気づけてくれる
妻と3人の子どもたち、そして温かく支え続けてくれる両親にも、心から
感謝しています。

　この書籍が、在宅医療に携わる皆様の役に立つことができれば、これ以上
の喜びはありません。最後まで読んでいただき、ありがとうございました。

横林賢一

索引 index

プロフィール

横林 賢一 （よこばやし けんいち）

1978 年広島県生まれ。2003 年広島大学医学部卒業。麻生飯塚病院にて初期研修、CFMD 東京にて家庭医療後期研修および在宅フェローシップ修了。2010 年広島大学病院総合内科・総合診療科診療講師。同年、広島大学家庭医療後期研修プログラムを立ち上げディレクターに就任。2015 年ハーバード公衆衛生大学院に留学し、健康の社会的決定要因などに関する研究を行う。2017 年に有床診療所「ほーむけあクリニック」を開設。コミュニティカフェ「Jaro カフェ」を併設し、まちの保健室、こども食堂、認知症カフェ、離乳食教室、絵本講座など多世代向けのイベントを開催している。
家庭医療専門医、在宅医療専門医、医学博士
医療法人ほーむけあ ほーむけあクリニック院長
一般社団法人 Jaro カフェ代表理事
好きなもの：ラーメン、お好み焼き、テニス、ONE PIECE
将来の夢：海賊王になること
座右の銘：一笑懸命（自分の、自分以外の笑顔のために懸命に頑張る人生を）

のん：久保田 希 （くぼた のぞみ）

1988 年広島県生まれ。2013 年広島大学医学部卒業。亀田総合病院で初期研修医、亀田ファミリークリニック館山で家庭医後期研修および FD 修了。ほーむけあクリニックなど非常勤勤務を経て、2023 年から河北ファミリークリニック南阿佐谷にて外来／訪問診療に従事。2021 年一般社団法人にじいろドクターズ設立、理事として LGBTQ と医療に関する知識普及活動を行う。
家庭医療専門医、家族相談士
趣味：おえかき
モットー：ひとりでも多く、そのままで「ええんよ」と言える世の中に

在宅医のアタマの中が見える！　在宅医療の道しるべ

2024年6月12日　第1版第1刷 ©

著　者 ………… 横林賢一　YOKOBAYASHI, Kenichi
発行者 ………… 宇山閑文
発行所 ………… 株式会社金芳堂
　　　　　　　〒606-8425 京都市左京区鹿ケ谷西寺ノ前町34 番地
　　　　　　　振替　01030-1-15605
　　　　　　　電話　075-751-1111（代）
　　　　　　　https://www.kinpodo-pub.co.jp/
デザイン ……… naji design
イラスト ……… のん
印刷・製本…… モリモト印刷株式会社

落丁・乱丁本は直接小社へお送りください．お取替え致します.

Printed in Japan
ISBN978-4-7653-2001-6